CONSIDÉRATIONS

SUR LA

GASTROSTOMIE EN GÉNÉRAL

ET SUR

LE PROCÉDÉ DE MARWEDEL EN PARTICULIER

DANS

LES STÉNOSES CANCÉREUSES DE L'ŒSOPHAGE

PAR

Le Docteur J. BAROZZI

ANCIEN INTERNE DES HOPITAUX DE PARIS
MEMBRE CORRESPONDANT DE LA SOCIÉTÉ ANATOMIQUE
MÉDAILLÉ DE BRONZE DE L'ASSISTANCE PUBLIQUE

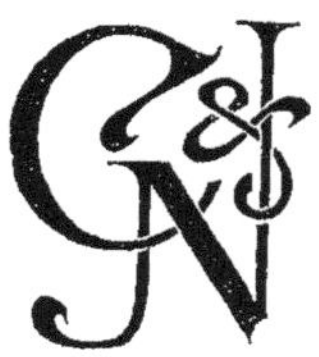

PARIS

GEORGES CARRÉ ET C. NAUD, ÉDITEURS

3, RUE RACINE, 3

—

1898

CONSIDÉRATIONS

SUR LA

GASTROSTOMIE EN GÉNÉRAL

ET SUR

LE PROCÉDÉ DE MARWEDEL EN PARTICULIER

DANS

LES STÉNOSES CANCÉREUSES DE L'ŒSOPHAGE

PAR

Le Docteur J. BAROZZI

ANCIEN INTERNE DES HOPITAUX DE PARIS
MEMBRE CORRESPONDANT DE LA SOCIÉTÉ ANATOMIQUE
MÉDAILLE DE BRONZE DE L'ASSISTANCE PUBLIQUE

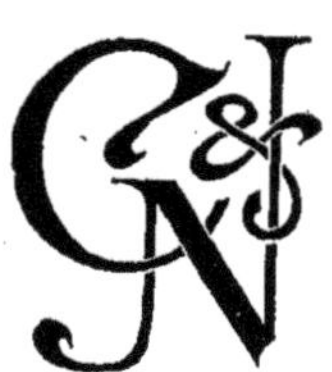

PARIS

Georges CARRÉ et C. NAUD, Éditeurs
3, RUE RACINE, 3

—

1898

DU MÊME AUTEUR

Tuberculose et traumatisme (en collaboration avec M. MAUCLAIRE, chirurgien des hôpitaux, professeur agrégé à la Faculté de Paris). — *Revue de la Tuberculose,* 1895.

Tuberculose pulmonaire et infections mixtes. — *Revue de la Tuberculose,* 1895, Décembre.

Tuberculose herniaire. *Archives générales de Médecine,* 1897.

Tuberculose de l'utérus. *Archives générales de Médecine,* 1898.

Zona double bucco-pharyngien. Démembrement de l'herpès du pharynx (en collaboration avec M. LERMOYEZ, médecin de l'hôpital Saint-Antoine). *Soc. Médicale des Hôpitaux,* 1897, 12 Février.

Pelade, teigne et favus. *Presse Médicale,* 1895, 14 Septembre.

Contribution à l'étude du pouls lent permanent ou Maladie d'Adams-Stokes, *Presse Médicale,* 1896, 10 Octobre.

Traitement des métrites. *La Presse Médicale,* 1896.

Traitement de l'eczéma. *Presse Médicale,* 1895, 7 décembre.

Traitement des adénopathies tuberculeuses. *Presse Médicale,* 1898.

Traitement de l'urétrite blennorragique par le protaïgol. *Presse Médicale,* 1898.

Torsion spontanée du cordon spermatique et nécrose du testicule. *Société Anatomique,* 1898, 18 Février.

Fibrome de l'aponévrose brachiale. *Société Anatomique,* 1898, 4 Février. (En collaboration avec M. MILIAN.)

Cylindrome de la face. *Société Anatomique,* 1897. (En collaboration avec M. LESNÉ.)

Analyses in *Presse Médicale, Archives internationales de Laryngologie, Revue de Gynécologie de Pozzi,* etc., etc.

A LA MÉMOIRE DE MON PÈRE

A MA MÈRE

A MA SŒUR

A MON PRÉSIDENT DE THÈSE

M. LE PROFESSEUR A. LE DENTU

Arrivé au terme de mes études médicales, c'est pour
moi une bien douce et très légitime satisfaction de pouvoir remercier ici, publiquement, tous ceux qui m'ont
aimé et instruit.

J'ai eu pour premier maître M. le Dr Léon Labbé; je
conserverai précieusement le souvenir des trois années
passées dans le service de ce merveilleux clinicien; je lui
serai toujours reconnaissant d'avoir gravé dans mon esprit
les règles de la saine chirurgie et le sens de l'opportunité
opératoire.

Je saisis cette occasion pour adresser mes remerciè-
ments à deux de ses plus brillants élèves : MM. les D^{rs} E.
Schwartz et P. Michaux, que j'ai eu l'honneur de connaître à Beaujon, pendant qu'ils suppléaient le maître; je
n'oublierai jamais qu'ils ont été pour moi des guides d'une
inestimable valeur.

J'ai trouvé en M. le Dr P. Merklen, pendant mon an_
née d'externat à Saint-Antoine, un maître, qui a été pour
moi un grand exemple de science, de modestie et de dévoue-

ment. Je le prie de croire qu'il conserve en moi un élève pénétré de respectueuse admiration.

Ma troisième année d'externat, passée à Lariboisière, dans le service de M. le D^r Ch. Périer, ne m'a laissé que d'excellents souvenirs ; ce maître n'a jamais cessé de me témoigner le plus grand intérêt et les plus flatteuses attentions. Je tiens à l'en remercier encore avec toute l'effusion de mon cœur.

C'est dans son service que j'ai eu la bonne fortune de rencontrer M. le Dr L. Picqué, dont la bienveillance pour moi ne s'est jamais démentie ; qu'il reçoive ici un bien faible témoignage de ma très sincère affection.

MM. les professeurs Berger et Lannelongue, MM. les Drs André Petit, Besnier, Lucas-Championnière, Bazy, Gouguenheim, Pierre Delbet, Thiéry, Delpeuch, Darier, Brocq, Lejars, m'ont donné, au cours de mes études, de très nombreuses marques de bienveillance et de sympathie ; je les en remercie tous avec reconnaissance.

Comment témoigner à M. le Dr Marcel Lermoyez l'étendue de ma reconnaissance ? J'ai eu, en lui, un maître incomparable et, en même temps, un ami rempli de la plus touchante sollicitude pour moi : je conserverai toujours, en pensant à lui, le souvenir d'une belle intelligence et d'un cœur excellent.

M. le Dr Gustave Richelot a été mon dernier maître ; c'est en le voyant faire que j'ai compris comment on pouvait être audacieux et réussir ; avoir été son interne restera une des plus flatteuses satisfactions de ma vie : je lui serai toujours reconnaissant de m'avoir laissé la plus large initiative dans son beau service de l'hôpital Saint-Louis ;

enfin, je le remercie de toutes les preuves de confiance, d'estime et d'affection qu'il continue de me donner.

Je n'oublierai pas non plus les bontés que MM. les Drs S. Pozzi, F.-Widal et E. de Lavarenne ont eues pour moi, et avec quel sympathique empressement ils ont toujours accepté de me rendre service.

Je croirais manquer à un devoir, en n'adressant pas, ici, l'expression de mon plus affectueux souvenir à mes maîtres et amis Mauclaire et Sabouraud, ainsi qu'à mes deux vieux et fidèles condisciples Canuet et Bize, qui, pendant plus de dix ans, ont bien voulu partager toutes mes peines et toutes mes joies.

Enfin, je prie M. le professeur A. Le Dentu d'agréer mes respectueux remerciements pour l'honneur qu'il a bien voulu me faire en acceptant la présidence de cette thèse.

INTRODUCTION

L'idée de ce travail m'a été suggérée par la lecture
d'un mémoire (1) de CZERNY présenté au Congrès de
Moscou de 1897.

Entre autres choses, il y était question d'une nouvelle
méthode de gastrostomie imaginée par M. MARWEDEL
assistant de CZERNY à Heidelberg, méthode qui, au dire
du rapporteur, assurait remarquablement bien là continence de l'estomac des opérés.

Le désir me vint alors de consacrer ma thèse inaugurale
à la critique de ce procédé, que, d'ailleurs, j'avais trouvé
fort ingénieux au cours d'un premier essai pratiqué chez
un malade atteint de cancer de l'œsophage.

J'ai profité de l'occasion qui m'était offerte de parler
de cette opération, pour discuter quelques points impor-
tants de cette intéressante question de thérapeutique chirurgicale : mon examen portera surtout sur les *indications
de la gastrostomie* et sur la *valeur de la vieille méthode
comparée aux procédés modernes ;* le reste du travail est
exclusivement consacré à la description de l'opération de
MARWEDEL et aux résultats que j'en ai obtenus.

----

(1) CZERNY. *Berlin. klin. Wochenschrift*, 1897, n° 34.

Mes conclusions sont basées sur 35 observations toutes relatives à des cancéreux.

Douze d'entre elles sont rigoureusement personnelles et absolument inédites ; elles concernent des malades chez lesquels j'ai appliqué, moi-même, et, je crois, pour la première fois en France, le procédé de MARWEDEL.

Des 23 autres observations, 14 figurent dans le mémoire de CZERNY que j'ai déjà cité ; 5 ont été publiées dans un article (1) où M. MARWEDEL décrit sa méthode opératoire ; les 4 dernières ont été très gracieusement mises à ma disposition par ce même chirurgien ; elles se rapportent à des malades opérés par CZERNY.

----

(1) G. MARWEDEL. *Beiträge zur klinischen Chirurgie*, 1896, p. 56.

INDICATIONS DE LA GASTROSTOMIE

En attendant que les perfectionnements de la technique opératoire aient permis à l'*œsophagectomie* de passer du rang de méthode d'exception à celui de procédé de choix, ce qui réaliserait la cure radicale du cancer de l'œsophage, la *gastrostomie* restera, pour le chirurgien comme pour le médecin, l'unique ressource, le seul moyen de prolonger l'existence des infortunés affligés de cette cruelle maladie.

L'utilité de la gastrostomie n'a plus besoin de démonstration ; aussi ne m'attarderai-je pas, ici, à réfuter les arguments de ceux qui ont prétendu la bannir de la thérapeutique chirurgicale des sténoses néoplasiques de l'œsophage. Nous savons maintenant ce qu'il faut penser de tels paradoxes ; il y a longtemps que le fameux dilemme de LAGRANGE (1) a été apprécié à sa juste valeur ; quant à la thèse d'ANNÉQUIT (2), j'estime, avec quelques chirurgiens, que c'est encore en faire trop grand cas que de condescendre à la citer. Je ne crois pas, non plus, qu'il faille accorder plus de créance aux raisons invoquées par

---

(1) LAGRANGE. *Revue de Chirurgie*, 1885, p. 549.
(2) ANNÉQUIT. *Thèse*, Bordeaux, 1885.

Leyden (1), Faucon (2) (de Lille), Christiani (3), etc.,
pour justifier l'ostracisme prononcé par eux contre cette
intervention. Si la gastrostomie a compté, pendant longtemps, parmi les opérations les plus meurtrières, nous
verrons, plus loin, que son pronostic s'est sensiblement
modifié depuis que ses indications sont posées d'une manière plus précise et que les causes de sa mortalité post-
opératoire sont mieux connues.

Mais s'il est vrai que tout le monde, ou à peu près,
s'accorde, aujourd'hui, sur la nécessité d'imposer, à un
moment donné, une bouche stomacale artificielle aux
malades atteints de cancer de l'œsophage et menacés de
succomber à l'inanition, on cesse complètement de s'en-
tendre lorsqu'il s'agit de déterminer le moment précis où
il conviendrait de faire cette opération. L'importance de
cette question me paraît être assez considérable pour que
je me croie justifié de la traiter avec quelques développe-
ments.

Quel est donc le moment opportun pour intervenir ?
Doit-on recourir au bistouri dès que le diagnostic a été
posé et confirmé ? Y a-t-il avantage à attendre que la dysphagie ait apporté une gêne sérieuse à l'alimentation naturelle ? Faut-il, enfin, tenir compte du *degré* de cette
dysphagie et ajourner l'acte chirurgical jusqu'à ce que les
liquides eux-mêmes ne puissent plus passer ? En un mot,
doit-on opérer tôt ou tard ?

---

(1) Leyden. *Soc. de Méd. int. de Berlin*, 1892, 21 Mars.
(2) Faucon. *Revue de Chirurgie*, 1883, p. 744.
(3) Christiani. *Revue méd. de la Suisse Romande*, 1890, 20 Juillet.

En Allemagne, la gastrostomie précoce est depuis assez longtemps en honneur ; nombre de médecins et de chirurgiens la préconisent : il suffira de citer les noms de Mikulicz (1), de Kocher (2), de Von Noorden (3), de Schönewerth (4), de Boas (5), etc.

Duncan (6), en Angleterre, Coccherelli (7), en Italie, Kin (8), soutiennent également qu'il y a grand avantage à opérer de bonne heure.

En France, MM. Terrier (9), Nicaise (10), Forgue et Reclus (11), ont, depuis quelques années, attiré l'attention sur les conséquences déplorables des gastrostomies trop tardivement pratiquées ; MM. Championnière (12), Tillier (13) et Poncet (14) estiment aussi qu'il est indispensable d'agir plus tôt qu'on ne le fait généralement, si l'on tient à procurer aux opérés une survie moins éphémère.

Pour ma part, je n'hésite pas à me déclarer en faveur de l'intervention précoce, aussi précoce que possible ; j'avoue même être partisan de la *gastrostomie préven-*

---

(1) Mikulicz. *Berlin. klin. Wochenschrift*, 1893, p. 9.
(2) Kocher. In thèse de Woronzowa. Berne, 1895.
(3) Von Noorden. *Berlin. klin. Wochenschrift*, 1893.
(4) Schönewerth. *Münch. med. Woch.*, 1895, p. 432.
(5) Boas. *Soc. de Méd. int. de Berlin*, 1892, 21 Mars.
(6) Duncan. *Edim. med. and Surg. journ.*, 1891, p. 885.
(7) Coccherelli. Congrès de la Soc. italienne de Chir., 1888, Mars.
(8) Kin. *Lietop: khirg. ob. v. Moskw.*, 1882, p. 30.
(9) Terrier. *Revue de Chir.*, 1891, p. 332.
(10) Nicaise. *Acad. de Méd.*, 1888, 26 Juin.
(11) Forgue et Reclus. Traité de Thérap. chir., 1898, t. II, p. 505.
(12) Championnière. *Bull. Soc. Chir.*, 1883, Octobre.
(13) Tillier. De la Gastrostomie. Lyon, 1891, chez Pitrat.
(14) Poncet. *Revue de Chir.*, 1893, p. 145.

tive, à la condition, bien entendu, que le diagnostic soit suffisamment bien assis pour justifier une pareille conduite ; car je trouve que, pratiquée tardivement, pendant la phase cachectique, et lorsque la dysphagie est devenue absolue, cette opération offre beaucoup plus d'analogie avec un exercice de médecine opératoire qu'avec un acte chirurgical vraiment digne de ce nom.

La conviction que j'ai acquise des avantages inhérents à la gastrostomie précoce est si profonde, que je ne crains pas de poser en principe la nécessité d'intervenir, sans attendre les résultats de certaines manœuvres palliatives auxquelles on a parfois recours, telles que *la dilatation, le tubage, la sonde à demeure,* et autres pratiques aussi surannées que périlleuses.

Je ne me dissimule pas que de telles propositions risqueront de passer pour subversives aux yeux de la plupart des médecins ; je m'attends même à ce qu'elles soient condamnées par bon nombre de chirurgiens, observateurs jaloux de la tradition classique, qui proscrit le concours du bistouri tant qu'il est encore possible de faire passer par l'œsophage quelques gorgées de lait.

Fort heureusement, les exemples ne manquent pas, qui corroborent la doctrine que je soutiens ; l'expérience de ces dernières années démontre qu'il suffit d'intervenir de bonne heure pour voir décroître l'effroyable mortalité post-opératoire de la gastrostomie. A ce point de vue, la comparaison des différentes statistiques est des plus instructives : elle ne permet plus de conserver le moindre doute à cet égard ; elle montre que la survie est directement proportionnelle à la précocité de l'intervention. En effet, si les documents recueillis par Zézas (1), en 1885, accusent encore une mortalité post-opératoire de près de 80 pour 100, si les statistiques de Knie (2) et de Gross (3) (1884 et 1886) révèlent une léthalité de 70 à 66 pour 100, on voit celle-ci tomber successivement à 57 pour 100, en 1887 (Heydenreich) (4), puis à 42 pour 100 en 1888 (Johansen) (5), pour atteindre, enfin, le chiffre de 17 pour 100 avec Mikulicz (6).

Cette énorme différence dans les résultats post-opératoires de la gastrostomie ne doit pas être uniquement attribuée aux progrès accomplis par l'antisepsie et l'asepsie, car il est avéré que bien peu de ces opérés succombent à l'infection ; il est, en effet, exceptionnel de découvrir des lésions de péritonite à l'autopsie des gastrostomisés ; les observations publiées dans la littérature médicale de tous les pays attestent ce fait d'une manière incontestable : ce qui est certain, au contraire, c'est que presque tous, sinon tous les malades opérés tardivement, meurent de choc ou d'épuisement ; et, s'il arrive à quelques d'entre eux de survivre pendant quelques jours, l'état avancé de leur cachexie ne leur permet plus de tirer parti de leur bouche stomacale, ni de profiter des soins énergiques qu'on leur prodigue pour stimuler la résis-

---

(1) Zézas. *Arch. f. kl. Chirurgie*, 1885, T. XXXII.
(2) Knie. *Chirurg. Vestnik*. Saint-Pétersbourg, 1886.
(3) Gross. *Am. J. of m. Science*, 1884.
(4) Heydenreich. *Semaine médicale*, 1887.
(5) Johansen. *Thèse*, Dorpat, 1888.
(6) Mikulicz. *Deut. med Woch.*, 1896, n° 40.

tance de leur organisme si profondément délabré. Il est donc beaucoup plus exact et plus conforme à la vérité d'admettre que, si les résultats sont meilleurs entre les mains de quelques chirurgiens, cela tient moins à leur habileté plus grande et à leur souci de l'asepsie qu'à la résolution qu'ils ont prise de ne plus intervenir chez des moribonds.

Malheureusement, il est peu probable que la majorité des opérateurs se convertisse de sitôt à la doctrine de l'intervention précoce; beaucoup d'entre eux resteront longtemps persuadés qu'il est inhumain d'ouvrir l'estomac de son semblable avant d'y être contraint par les progrès de la dysphagie et l'obstruction complète de l'œsophage.

On ne se figure pas combien de médecins et même de chirurgiens se laissent encore séduire par le raisonnement suivant, que j'emprunte à M. Gangolphe, adversaire farouche de la gastrostomie préventive. Je cite textuellement le chirurgien de Lyon :

« J'ai actuellement, depuis 3 mois, dans mon service, un sujet porteur d'un néoplasme de l'œsophage; cet homme prend, chaque jour, 2 litres de lait, une demi-douzaine d'œufs crus, du bouillon, du vin. Pourquoi lui imposer une bouche stomacale? A quoi servirait cette fistule? Mais je suis décidé à la gastrostomie du moment où l'alimentation sera devenue impossible (1). »

A mon avis, il n'est pas possible de raisonner plus

_____

(1) Gangolphe. Traité de Chirurgie de Le Dentu, T. VI, p. 502.

mal. *A quoi bon imposer une bouche artificielle à un malade qui peut encore avaler des aliments liquides?* Mais tout simplement pour n'être pas réduit à faire, plus tard, une opération non seulement complètement inutile, mais encore presque infailliblement mortelle. A quoi servira de pouvoir accumuler des aliments dans l'estomac d'un cachectique, à moitié assommé par le choc opératoire, incapable de digérer, et, par conséquent, dans l'impossibilité absolue d'utiliser sa bouche stomacale?

Pourquoi ne pas intervenir de bonne heure, à un moment où le malade, n'ayant pas encore eu le temps de s'affaiblir, pourra supporter impunément l'opération si simple qu'est la gastrostomie? Combien il lui sera alors facile de se suralimenter pour lutter contre le marasme, pour retarder l'heure de l'échéance fatale!

En somme, il se passe encore, à l'heure actuelle, pour la gastrostomie, ce qui se passait, il n'y a pas bien longtemps, à propos des contusions et des plaies de l'abdomen : il était interdit d'ouvrir un ventre avant l'éclosion du premier signe de péritonite, en d'autres termes avant le commencement de la fin ; pendant longtemps, ces sortes de blessés ont payé un rude tribut aux hésitations de la chirurgie ; mais, fort heureusement, quelques opérateurs ont fini par reconnaître l'absurdité d'une telle doctrine, et ont montré combien il était dangereux de trop compter sur l'intervention providentielle du fameux bouchon muqueux. On ne se décidait à opérer qu'à l'agonie, sous le vain prétexte qu'on n'a pas le droit d'ouvrir un ventre avant d'être absolument sûr qu'il y ait quelque chose dedans ; or on savait que ce quelque chose, quand il avait trahi sa présence, était un arrêt de mort pour le patient ; et cependant, on n'en attendait pas moins qu'il se fût manifesté !

En ce qui concerne la gastrostomie, la situation est exactement pareille ; d'une part, on sait d'expérience que tout cancer de l'œsophage aboutit fatalement à la dysphagie absolue et à la mort par inanition ; on sait, d'autre part, qu'à un moment donné, la gastrostomie s'imposera d'une manière inévitable : or, les faits ont depuis longtemps et trop bien démontré : 1° que, pratiquée tardivement, cette opération amène directement la mort dans 70 à 80 pour 100 des cas ; 2° que l'intervention précoce procure des survies durables ; et, en dépit de ces preuves éclatantes, on n'ose toujours pas intervenir à temps, en donnant pour raison que le malade parvient encore à avaler quelques gorgées de liquide !

J'ai déjà montré que la gastrostomie précoce était, aujourd'hui, conseillée par plusieurs chirurgiens, allemands pour la plupart ; en France, elle est surtout recommandée par M. TERRIER et par M. PONCET. Malheureusement, aucun de ces auteurs, pas plus les Allemands que les Anglais ou les Français, n'a encore eu l'idée de *préciser le moment* où il serait opportun d'intervenir ; du moins, les recherches que j'ai faites pour connaître, sur ce point, l'opinion des divers chirurgiens sont restées complètement infructueuses ; tous se bornent à déplorer les tristes résultats des opérations tardives, sans songer à nous expliquer nettement ce qu'ils entendent par intervention précoce.

Contraint, vu l'absence de documents, à m'en tenir aux déductions que j'ai tirées de mon expérience personnelle, je vais tâcher de formuler, aussi clairement que possible, les indications de la gastrostomie, telles que je les conçois ; elles auront surtout trait aux malades atteints de sténoses cancéreuses.

A mon avis, la gastrostomie devrait être pratiquée dans le plus bref délai possible après que le diagnostic de cancer de l'œsophage aura été posé d'une manière catégorique, *et sans qu'il soit tenu aucun compte du degré de la dysphagie* : c'est dans ces conditions que je comprends une intervention précoce, capable d'assurer à l'opéré une survie de longue durée.

Le diagnostic devra s'appuyer sur les quatre symptômes suivants :

1° l'âge du malade ;

2° la difficulté progressive de la déglutition ;

3° l'altération de l'état général ;

4° l'existence d'un obstacle permanent au passage des bougies exploratrices.

La question de l'âge est capitale, mais il ne faudrait pas non plus lui accorder une importance excessive ; le cancer de l'œsophage n'est pas absolument rare entre 40 et 50 ans ; aussi aurait-on tort de se baser sur la jeunesse très relative du malade pour mettre en doute la nature cancéreuse du rétrécissement.

La perte de l'embonpoint et celle des forces, quand elles coïncident avec le début de la dysphagie, et qu'elles s'accusent avec elle, constituent un signe de plus grande valeur que le précédent ; il est tout à fait exceptionnel que cette coexistence de symptômes ait une autre signification.

On peut en dire autant de la dysphagie : elle s'installe

sournoisement, procédant d'abord par petites crises inter-
mittentes, pour aboutir à une obstruction complète du
canal œsophagien ; si, à ce moment-là, on explore l'œsophage à l'aide de la sonde olivaire, on rencontre un obstacle dont la persistance, tant à l'aller qu'au retour, exclut
toute supposition relative à un spasme névropathique.

En somme, c'est par leur ensemble, par leur coexistence, comme aussi par l'insidiosité de leur début et leur
accentuation progressive, que ces signes, sans signification
précise lorsqu'ils existent isolément, permettent d'affirmer
la présence d'une sténose de nature cancéreuse : il est bien
rare que la suite de l'évolution vienne donner un démenti
aux présomptions du chirurgien. Par conséquent, la difficulté de dépister un cancer de l'œsophage à son début me
semble plus apparente que réelle ; il n'est donc pas impossible, ni même exceptionnel, de pouvoir traiter un malade
à une période peu avancée de l'affection : c'est au médecin qu'incombe ordinairement la responsabilité de la dé-
termination à prendre, car c'est généralement lui que le
patient va consulter en premier lieu ; malheureusement
celui-ci voudra essayer de tout avant de songer à l'utilité
de la gastrostomie, et c'est après avoir complètement
échoué avec la dilatation et autres pratiques aussi ineffi-
caces que dangereuses, et lorsque le malade n'aura plus
que quelques jours à vivre, qu'il se décidera à en faire
hommage au chirurgien.

Je ne saurais me lasser de le soutenir : la gastrostomie doit être pratiquée *sans qu'il soit nécessaire de tenir compte du degré de la dysphagie* : il
suffit qu'elle existe et qu'on ait la certitude qu'elle est

due à une stricture cancéreuse. En opérant de bonne heure, alors que la santé générale n'est pas encore gravement compromise, on peut avoir la certitude que le patient pourra supporter impunément l'intervention.

J'ai suivi cette conduite chez six de mes malades, les seuls qu'il m'ait été donné d'observer au début de leur affection ; dans ces six cas, les suites opératoires furent d'une bénignité qui m'a surpris moi-même ; ces hommes ont pu se lever dès le 3ᵉ, 5ᵉ ou 6ᵉ jour ; la gastrostomie ne les avait pas plus abattus que ne le fait ordinairement une cure radicale de hernie. Qui oserait prétendre que les choses ne se passent pas de façon toute différente chez des sujets opérés à une époque où la dysphagie est, depuis longtemps, à peu près absolue ?

Il est un autre avantage que je n'hésite pas à attribuer à la gastrostomie précoce ; je veux parler de l'influence qu'elle peut exercer indirectement sur l'évolution du néoplasme. Ce fait a déjà été signalé par plusieurs chirurgiens (Nicaise (1), Lindner (2), Terrier (3), Schwartz (4), Michaux (5), Quénu (6), Poncet, (7) ; je l'ai moi-même observé chez tous mes opérés sans exception, mais surtout chez ceux que j'avais opérés de bonne heure.

Quelques auteurs ont cru devoir mettre ce résultat sur

---

(1) Nicaise. *Revue de Chirurgie*, 1888, p. 706.
(2) Lindner. *Berlin. klin. Wochensch.*, 1895, n° 8.
(3) Terrier. *Revue de Chir.*, 1891, p. 308.
(4) Schwartz. *Bull. de la Soc. de Chir.*, 1893, p. 170.
(5) Michaux. *Ibid.*, 1894, p. 519.
(6) Quénu. *Ibid.*
(7) Poncet. *Revue de Chir.*, 1893, p. 146.

le compte d'un phénomène réflexe : il est possible que cette interprétation renferme une part de vérité ; ce qui est certain, c'est que, dès le 2ᵉ ou le 3ᵉ jour, les opérés déclarent spontanément ne plus éprouver, aussi vivement, cette sensation de gêne si pénible qui les incommodait tant avant l'opération : la déglutition des liquides s'effectue sans difficulté ; il semblerait que tout obstacle ait disparu ; un de mes malades pouvait même avaler de petits morceaux de viande, ce qui ne lui était pas possible la veille de l'opération. Malheureusement cette rémission plus ou moins marquée de la dysphagie n'a pas une bien longue durée ; la gêne de la déglutition ne tarde pas à reparaître, et, fait important à retenir, le spasme de l'œsophage se répète avec d'autant plus de fréquence que le malade multiplie ses tentatives de déglutition ; il cesse de nouveau toutes les fois qu'on se résigne à n'alimenter le patient que par la bouche gastrique. Cette particularité, que j'ai bien des fois pu vérifier, me fait supposer que la suppression du spasme est liée au repos que l'on ménage au conduit œsophagien par l'utilisation exclusive de la fistule stomacale.

Il me paraît donc évident qu'en intervenant de bonne heure, le chirurgien aura non seulement la certitude de ne faire courir aucun risque opératoire à son malade, mais encore la possibilité de compter sur une survie d'autant plus prolongée que la gastrostomie aura été plus tôt pratiquée, et le néoplasme œsophagien plus vite soustrait aux irritations continuelles déterminées par le passage des aliments.

L'innocuité de l'intervention précoce étant amplement démontrée, je ne comprends vraiment pas que l'on s'obstine encore à opérer tard. Du moment que le malade ne saurait échapper à la nécessité d'être tôt ou tard gastrostomisé, du moment que sa lésion est irréparable et qu'aucun autre traitement ne mérite d'être substitué à la bouche stomacale, pourquoi ne pas faire, en temps opportun, ce que l'on sera bien forcé de faire un jour dans des conditions déplorables et avec la certitude, à peu près complète, de ne pas réussir?

Sept fois sur douze, j'ai dû intervenir chez des individus en pleine cachexie; je ne m'y suis résigné que pour acquiescer à leur pressant désir et à celui de leur famille. Tous ces opérés ont succombé rapidement, non pas à l'infection, mais bien au collapsus, à l'épuisement, d'où ni la gastrostomie, ni les soins les plus énergiques, les plus dévoués, n'ont été capables de les sauver; un seul de ces infortunés a traîné, pendant six semaines, une existence misérable, étalé sur son lit, incapable de faire un mouvement et rongé par des eschares de décubitus; voilà bien les résultats de l'opération tardive! Il aurait peut-être autant valu laisser ces malheureux s'éteindre spontanément.

Combien différentes ont été les suites de mes opérations précoces! Chez ces malades, la dysphagie n'existait que depuis peu; elle n'était pas absolue; la déglutition des liquides s'effectuait facilement; tous ont supporté l'acte opératoire sans le moindre incident, et, à l'exception d'un vieillard de 70 ans, qui mourut d'une pneumonie du sommet *reconnue à l'autopsie,* ces opérés ont augmenté de poids et repris des forces; ils peuvent se promener, aller, venir librement; chez eux, l'alimentation s'opère d'une façon régulière et profitable; si leur âge eût été moins avancé, je suis convaincu que leur fistule ne les aurait pas empêché de travailler pour gagner leur vie.

Ces constrastes sont trop frappants, les conditions dans lesquelles les faits se sont passés sont trop différentes pour qu'il soit possible d'attribuer les résultats observés à un autre motif que celui que j'invoque: la date de l'opération.

CONTRE-INDICATIONS DE LA GASTROSTOMIE

A mon avis, la gastrostomie ne doit être repoussée que dans les deux circonstances suivantes :

1° Toutes les fois que le diagnostic n'est pas solidement établi ;

2° Lorsqu'on se trouve en présence de malades arrivés au dernier degré de la cachexie.

Par diagnostic solidement établi, j'entends la certitude d'avoir affaire à une sténose irrémédiable ; que cette sténose soit récente ou ancienne, qu'elle soit franchissable ou infranchissable, qu'elle occupe l'œsophage ou le pharynx, toutes ces considérations n'ont qu'une importance secondaire : ce qui est primordial, c'est le fait, dûment constaté et contrôlé par tous les moyens que la clinique et le microscope mettent en notre pouvoir, que la lésion est irréparable et qu'elle menace d'avoir pour conséquence fatale l'affaiblissement progressif et la mort du patient par inanition. En dehors de ces indications, l'ouverture de l'estomac et la création d'une bouche artificielle constituent des actes dont tout chirurgien consciencieux devra rigoureusement s'abstenir.

L'existence d'une cachexie avancée doit être également ment considéré comme un obstacle à l'exécution d'une gastrostomie réellement utile. Tout le monde est du même avis sur ce point ; mais combien peu observent cette sage règle ! La plus grosse part de responsabilité en revient incontestablement à ceux qui attendent le dernier moment pour faire appel au bistouri du chirurgien : on perd un temps précieux à essayer l'efficacité illusoire d'une foule de pratiques plus aveugles les unes que les autres, et assurément beaucoup plus périlleuses que la gastrostomie. Pendant ce temps, le malheureux patient s'achemine lentement, mais sûrement, vers le marasme, de sorte que c'est moins un malade qu'on confie au chirurgien qu'un sujet mûr pour la nécropsie. Pour l'acquit de sa conscience, celui-ci se résigne à intervenir, sans, d'ailleurs, se faire aucune illusion sur le résultat qu'il aura à enregistrer.

Quant à l'engorgement ganglionnaire, qui, souvent, s'observe chez les individus porteurs de cancers œsophagiens, on a le droit d'être surpris qu'il ait été signalé comme une contre-indication formelle de la gastrostomie. J'avoue que je ne conçois pas comment la présence de quelques ganglions cancéreux pourrait justifier le médecin qui aime mieux laisser son malade mourir de faim que de le faire opérer.

Il est évident que je ne veux parler ici que des adénopathies *précoces*, coïncidant avec le *début des phénomènes dysphagiques*, alors que l'état général des patients n'est encore que médiocrement compromis. De tels exemples ne sont pas rares, et, à mon avis, ils sont certainement justiciables de l'intervention chirurgicale.

CHOIX DU PROCÉDÉ (1)

Depuis que la gastrostomie est appliquée à la cure
palliative des sténoses œsophagiennes, il est un problème
qui n'a jamais cessé d'exercer la sagacité des chirurgiens :
*le choix d'un procédé capable d'assurer la continence
de l'estomac :* je ne crois pas me compromettre beaucoup
en affirmant que cette difficulté est, aujourd'hui, à peu près,
sinon tout à fait résolue, et j'espère le prouver en faisant
connaître les résultats que m'a donnés l'opération de
Marwedel.

Mais, avant d'aller plus loin, il me paraît indiqué
d'examiner ce qui a été dit, jusqu'ici, sur les causes de
l'incontinence des gastrostomisés, et sur les moyens d'y
porter remède : je connais peu de sujets qui aient donné
lieu à des assertions plus contradictoires.

Ewald (2) conseille d'ouvrir l'estomac dans le voisinage du pylore. afin de favoriser le passage immédiat des
aliments dans l'intestin grêle ; on aurait ainsi la chance
de combattre la stase qui tend toujours à s'établir chez les

---

(1) Je ne vois aucune utilité à m'étendre ici sur l'histoire de la gastrostomie
depuis Ecebert, Sédillot, Fenger et Verneuil, jusqu'à ces dix dernières
années ; je renvoie le lecteur désireux de s'instruire au consciencieux travail
de M. L.-H. Petit : *Traité de la Gastrostomie*, Paris, 1879, chez Delahaye.

(2) Ewald. *Soc. de Méd. int. de Berlin*, 1892, 14 Mars.

malades de cette catégorie, dont les parois gastriques ont perdu le pouvoir de se contracter facilement.

Pour Von Noorden (1), il y aurait avantage à créer la fistule en un point intermédiaire au cardia et à la petite courbure.

D'autres chirurgiens, avec Larger (2), Lindner (3), Körte (4), Schönewerth (5), pensent, au contraire, que le meilleur moyen de diminuer, sinon de supprimer, l'écoulement spontané du suc gastrique consisterait à installer la bouche artificielle au niveau de la grande courbure, en une région très proche du cardia.

Gangolphe (6) recommande tout simplement de choisir, dans le même but, un endroit aussi peu déclive que possible.

Delagenière (7) croit aussi que la bouche doit être taillée à un niveau très élevé de la paroi antérieure de l'estomac.

Sans insister beaucoup sur l'importance du siège de l'ouverture, MM. Chaput (8) et Monod (9) conseillent de la faire aussi étroite que possible ; grâce à cette précaution, ils auraient obtenu de très bons résultats.

---

(1) Von Noorden. *Berlin. klin. Wochensch.*, 1892, 14 Mars.
(2) Larger. *Bull. de la Soc. de Chir.*, 1883, 14 Novembre.
(3) Lindner. *Soc. libre des chir. de Berlin*, 1895, 14 Janvier.
(4) Körte. *Ibid.*
(5) Schönewerth. *Münch. med. Woch.*, 1895, p. 438.
(6) Gangolphe. Traité de Chirurgie de Le Dentu, t. VI, p. 504.
(7) Delagenière. *Revue de Chirurgie*, 1891, p. 331.
(8) Chaput. *Bull. de la Soc. de Chir.*, 1898, p. 445.
(9) Monod. *Ibid.*

L'utilité de pratiquer une bouche stomacale très étroite paraît avoir été soutenue, pour la première fois, par Bryant (1); elle a été encore adoptée par MM. Forgue et Reclus (2) et par M. Terrier (3).

D'après M. Routier (4), partisan convaincu de la vieille méthode, les déboires essuyés par certains opérateurs proviendraient de la fâcheuse habitude qu'ils ont contractée de suturer la muqueuse gastrique à la peau.

Pour M. Championnière (5), au contraire, c'est précisément pour n'avoir pas ourlé la muqueuse au pourtour de l'orifice cutané que tant de chirurgiens se sont exposés à des ennuis post-opératoires occasionnés par l'irruption continuelle des liquides gastriques.

Quant à M. Tuffier (1), il estime que le procédé employé importe peu au point de vue de la continence ; tout dépendrait de la tolérance des estomacs ; quelques-uns seraient toujours tolérants, et, avec eux, toutes les méthodes pourraient rendre des services : d'autres, au contraire, ne le seraient pas du tout, et alors n'importe quel procédé serait condamné à échouer. Pour cet auteur, la seule chance de lutter avec quelque avantage contre l'incontinence gastrique consisterait à placer la bouche artificielle très haut sur la paroi de l'estomac, « aussi près du cardia que possible. »

En somme, on voit, par ce qui précède, que la plu-

---

(1) Bryant. *Brit. med. Journ.*, 1882, 5 Avril.
(2) Forgue et Reclus. Traité de Thérap. chir., 1898, t. II.
(3) Terrier. *Revue de Chirurgie*, 1890.
(4) Routier. *Bull. de la Soc. de Chir.*, 1898, p. 444.
(5) Championnière. *Idid.*, p. 445.
(6) Tuffier. *Ibid.*, p. 443.

part des chirurgiens français ont une tendance manifeste à admettre que l'estomac des gastrostomisés sera d'autant plus continent que l'orifice de la bouche artificielle est plus étroit et placé à un niveau plus élevé sur la face antérieure de l'organe.

Telle n'est pas l'opinion d'un grand nombre d'autres chirurgiens(1), presque tous étrangers, qui, peu convaincus de l'influence exercée par le plus ou moins d'étroitesse et le plus au moins d'élévation de la bouche artificielle, ont essayé d'assurer la continence de l'estomac en réalisant l'*occlusion automatique* de la néostomie. De là la création de plusieurs procédés fort ingénieux, auxquels on donne généralement le nom de *procédés modernes,* pour les distinguer de la gastrostomie classique.

Il serait, sans doute, excessif de prétendre que les nouvelles méthodes ont déjà conquis tous les suffrages ; mais ,je ne pense pas que l'hostilité qu'elles se sont attirée de la part de quelques-uns parvienne jamais à démentir leur incontestable supériorité sur la vieille gastrostomie de FENGER (2) que M. TERRIER(3) a, récemment, essayé de rajeunir.

J'aurais fort à faire si. je m'avisais de rapporter ici, par le menu, tous les griefs accumulés contre les innovateurs par des adversaires, qui, le plus souvent, n'ont même pas pris la peine de soumettre les méthodes qu'ils critiquent au contrôle de l'expérimentation ; on a, tour à tour.

---

(1) Voy. plus loin, p. 36.
(2) FENGER. *Virchow's Archiv.*, 1854, t. VI, p. 350.
(3) TERRIER. *Revue de Chirurgie*, 1890, p. 198.

invoqué contre elles, mais sans apporter aucune preuve
sérieuse à l'appui : la trop longue durée de ces opérations, les difficultés d'une exécution trop compliquée,
l'inanité des résultats, etc.

MM. Forgue et Reclus (1) vont même jusqu'à les qua-
lifier « de procédés plus ingénieux que pratiques, que l'on
doit citer à titre de curiosité », mais ils s'abstiennent de
nous informer s'ils les ont déjà appliqués eux-mêmes,
ou, tout au moins, s'ils les ont vu appliquer.

Ces critiques ne me paraissent reposer sur aucun fon-
dement sérieux, attendu que tout le monde se mêle un peu
de dire ce qu'il pense des nouvelles méthodes, mais que
bien peu ont poussé l'intérêt jusqu'à en contrôler la valeur par l'expérimentation. Ce qu'il importe de bien retenir, c'est l'opinion unanimement favorable de tous les
chirurgiens qui en ont fait l'application ; il me semble,
d'ailleurs, que l'on aurait eu quelque raison de suspecter
la sincérité de ces attestations flatteuses, si l'on avait dû
s'en tenir aux seules appréciations des auteurs de ces procédés ; mais le moyen de n'être pas ébranlé en leur faveur
quand les résultats, dont plusieurs affectent de douter,
sont corroborés par des opérateurs absolument désinté-
ressés ?

Pour ma part, je n'hésite pas à me déclarer partisan
de méthodes modernes contre la vieille gastrostomie ;
pour défendre cette opinion, je m'appuie, non seulement
sur les faits qui ont été publiés dans la littérature médi-

____

(1) Forgue et Reclus. *Loc. cit.*, p. 514.

cale, mais encore sur des données fournies par mon expérience personnelle de l'*opération de Marwedel*, qui, à l'instar des autres procédés analogues, cherche à combattre l incontinence gastrique par la création d'une bouche artificielle, disposée de façon à *réaliser l'occlusion automatique de l'ouverture faite à l'estomac.*

J'ai déjà eu l'occasion de pratiquer cette opération un nombre suffisant de fois pour avoir le droit de la juger avec quelque compétence. Dans tous les cas où la survie de mes opérés a été assez longue pour me permettre de porter un jugement sur le fonctionnement de leur néostomie, l'expérience m'a paru absolument décisive et concluante : jamais mes opérés n'ont perdu de suc gastrique ; tous ont conservé une paroi épigastrique indemne de lésions irritatives et ulcéreuses : mes observations ne font donc que confirmer celles de CZERNY et de MARWEDEL, dont je donnerai des résumés à la fin de ce travail.

Il eût été intéressant de savoir si cette opération a été encore pratiquée par d'autres chirurgiens, et quels en ont été les résultats fonctionnels ; malgré les plus actives recherches, il ne m'a pas encore été possible de me renseigner sur ce point.

En somme, il est hors de doute que la vieille méthode doit disparaître pour faire place aux procédés modernes ; c'est, du moins, ma conviction, et, à ce point de vue, je suis heureux de me trouver en bonne compagnie, car je ne suis pas seul à prétendre faire le procès de la gastrostomie classique : l'histoire de ses insuccès date du jour de son apparition dans la thérapeutique chirurgicale des sténoses de l'œsophage : quelques efforts que l'on tente encore en sa faveur, je doute que l'on réussisse à la réhabiliter.

Mais, si mes recherches m'ont démontré la supériorité du procédé de Marwedel sur la gastrostomie vulgaire, je n'ai nullement la prétention d'imposer cette manière de faire à l'exclusion des autres méthodes analogues ; j'ai, au contraire, la conviction que la plupart de celles-ci, étant basées sur le même principe que celle de MARWEDEL (valvulation et splinctérisation de la néostomie), doivent procurer également d'excellents résultats. A mon avis, ce qui a permis à SSEBANEJEW, MARWEDEL, WITZEL, HARTMANN, GIRARD, KADER, etc., de nous donner des procédés efficaces, c'est qu'ils ont tous reconnu que le seul moyen d'empêcher l'écoulement des liquides gastriques consistait à opposer un obstacle direct à leur sortie, par la création d'un système de fermeture capable de fonctionner, pour ainsi dire, automatiquement. L'expérience, en couronnant ces tentatives de succès, me paraît donner un démenti formel à certaines théories dont j'ai déjà parlé, et par lesquelles on a essayé d'expliquer l'incontinence des gastrostomisés : *intolérance naturelle de l'estomac, déclivité excessive de la fistule, béance de l'orifice*, etc. Toutes ces explications ne reposent sur aucune donnée sérieuse ; je vais essayer de le démontrer, en m'appuyant sur des faits relevant de l'observation la plus rigoureuse et la plus impartiale.

Et tout d'abord, j'avoue qu'il m'est impossible de concevoir une classification des estomacs *en tolérants et en intolérants*. Qu'il existe des estomacs plus irritables, plus prompts que d'autres, à expulser leur contenu, c'est ce que personne ne s'avisera de nier, pas plus, d'ailleurs, que la continence de certains sujets qui ont subi la gastrostomie vulgaire ; mais il y aurait une mauvaise grâce évidente à ne pas reconnaître que ces exemples constituent l'exception.

Dans le cas contraire, comment pourrait-on expliquer les succès constants, manifestes, obtenus par von HACKER, HAHN, FRANCK, WITZEL, KADER, SENN, MARWEDEL, CZERNY, et tant d'autres, qui ont appliqué les procédés modernes, si tout ne dépendait que de la tolérance de l'estomac ? Il serait véritablement extraordinaire que tous ces chirurgiens soient tombés sur une série heureuse de sujets providentiellement pourvus d'estomacs tolérants !

La question de la situation à donner à la bouche stomacale ne me laisse pas moins sceptique ; à mon sens, il s'agit là d'un phénomène rien moins que prouvé ; je ne nie pas qu'il ne puisse y avoir quelque inconvénient à ouvrir l'estomac en un point trop déclive ; mais, de là, à soutenir que le succès de toute gastrostomie dépende du siège de l'orifice et de la distance que l'on met entre lui et le cardia, il y a une exagération nullement corroborée par les résultats, et contre laquelle quelques chirurgiens ont déjà protesté (TERRIER (1), CHAMPIONNIÈRE) (2). Franchement, je n'y crois pas du tout, et ceci, pour plusieurs raisons.

La première, c'est qu'il est, à mon avis, impossible d'attirer l'estomac assez en avant pour pouvoir lui faire

---

(1) TERRIER. *Revue de Chir.*, 1891, p. 332.
(2) CHAMPIONNIÈRE. *Bull. de la Soc. de Chir.* 1883, 17 Octobre.

une ouverture près du cardia ; dans tous les cas, cette tentative serait extrêmement imprudente : en premier lieu, on risquerait de déterminer des déchirures ; ensuite on exposerait les sutures à des tiraillements tels, que la paroi stomacale pourrait se détacher, sous l'influence de la toux ou des vomissements, et donner lieu à des accidents dont la gravité est facile à prévoir. M. Berger (1) a déjà insisté sur les dangers de cette manœuvre.

Voici la seconde raison qui me fait douter du rôle joué par le siège de la bouche stomacale sur l'incontinence de l'estomac ; elle me paraît absolument démonstrative. En procédant à l'autopsie de deux opérés morts, l'un au bout de 40 jours, l'autre au bout de 30 jours, et chez lesquels *la continence de l'estomac avait été absolue,* je ne fus pas médiocrement surpris de constater que j'avais taillé la bouche beaucoup plus près du pylore que du cardia. Or, je viens de le dire, ces deux hommes n'avaient jamais perdu une goutte de suc gastrique ; comment concilier l'influence que certains chirurgiens accordent au siège de la fistule gastrique avec les résultats que je viens de mentionner, et qui ont toute la valeur d'une expérience ? La conclusion que je crois pouvoir tirer de ces faits, c'est que si mes deux opérés n'ont jamais eu d'incontinence gastrique, bien que leurs estomacs eussent été ouverts en un point assez déclive, et, dans tous les cas, plus voisin du pylore que du cardia, il est impossible de ne pas attribuer ce résultat à l'existence d'un trajet intra-pariétal, musculo-muqueux, long de 6 centimètres au moins, lequel tra-

---

(1) Berger. (Voy. Manuel opératoire. p. 59.)

jet, grâce à l'adossement de ses parois et à l'effacement permanent de sa lumière, a dû intervenir efficacement pour empêcher la projection des liquides gastriques hors de l'estomac.

Il me semble donc difficile de trouver des arguments plus convainquants pour soutenir le bien fondé des deux propositions suivantes :

1° *L'importance attribuée au siège de l'ouverture faite à l'estomac n'est rien moins que démontrée ;*

2° *Le seul moyen efficace d'assurer la continence de l'estomac paraît résider dans la création d'une bouche artificielle capable de se fermer automatiquement (valvulation ou splinctérisation).*

Je ne vois pas non plus en quoi le fait de pratiquer à l'estomac une ouverture excessivement étroite peut empêcher le suc gastrique de sortir ; serait-ce à cause de l'étroitesse de l'orifice ? Mais alors, si celle-ci était excessive, comment serait-il possible d'alimenter efficacement le malade sans risquer de l'agrandir ? Cette contradiction n'a pas échappé à MM. Forgue et Reclus, qui, tout en proscrivant les bouches stomacales trop béantes, paraissent compter beaucoup plus sur *l'occlusion valvulaire de la muqueuse* que sur l'étroitesse de l'orifice pour empêcher l'écoulement spontané des liquides de l'estomac (1).

J'en dirai autant de la recommandation que font quelques chirurgiens de suturer la muqueuse gastrique à la peau ; il me semble, au contraire, que c'est là le meilleur

---

(1) Forgue et Reclus. *Loc. cit.*, p. 517. Ces chirurgiens évitent de suturer la muqueuse aux bords de l'orifice cutané.

moyen de favoriser l'incontinence de l'estomac, et, si
M. Routier (1) a obtenu un succès en se conformant à la
règle opposée, je suis persuadé qu'il le doit à la précaution qu'il a prise de ménager un petit intervalle entre la
peau et l'orifice stomacal.

Les limites que je me suis imposées par le titre de ce
travail ne me permettent malheureusement pas de m'engager dans un examen détaillé de chacune des méthodes
modernes de gastrostomie ; cette intéressante étude fera
l'objet d'une publication ultérieure. Pour le moment,
forcé de me restreindre, je me contenterai donc, dans ce
qui va suivre :

1° A discuter la valeur comparative des procédés en 1
et en 2 temps ;

2° A faire connaître l'opération de Marwedel dans tous
ses détails ;

3° A montrer les résultats qu'elle a donnés à son
auteur, à Czerny et à moi-même, dans le traitement des
sténoses cancéreuses de l'œsophage.

Mais, je ne pense pas encourir le reproche de m'être
écarté de mon sujet, si je me permets, auparavant, une
courte digression dans le but de rappeler, par une description
sommaire, mais suffisante, les procédés les plus typiques
de la gastrostomie moderne ; cette petite revue d'ensemble
permettra de comparer ces méthodes avec celle de Marwedel, dont je m'occuperai, ensuite, exclusivement, jusqu'à la fin de cette thèse.

____

(1) Routier. *Bull. Soc. de Chir.*, 1898, *loc. cit.*

Procédé de VON HACKER.

(*Wiener kl. Wochenschrift*, 1886, n°s 31 et 32.)

Premier temps. — Incision des parties molles, verticale, longue de 3 centimètres, située à gauche de la ligne médiane.

Deuxième temps. — Dissociation, avec le doigt ou avec un instrument mousse, des fibres du muscle grand droit de l'abdomen ; les faisceaux sont réclinés à droite et à gauche.

Troisième temps. — Ouverture du péritoine dans l'espace laissé libre entre les faisceaux musculaires écartés : suture du péritoine aux bords de l'incision cutanée.

Quatrième temps. — Recherche de l'estomac, dont on attire un pli que l'on fixe au péritoine pariétal par des points séro-séreux ; le cône stomacal se trouve ainsi pris entre les deux faisceaux, droit et gauche, du muscle droit de l'abdomen, qui lui constituent une sorte de *sphincter*.

Cinquième temps. — Ouverture de l'estomac, pratiquée sur le sommet du bourrelet, et introduction d'une sonde molle.

Procédé de GIRARD.

(*Correspondenz-Blatt für schweizer Aerzte*, 1888, n° 11.)

Ce procédé ne diffère du précédent que par la création, autour du cône gastrique, d'une sorte de *sphincter constricteur*.

En effet, au lieu de récliner simplement les fibres du muscle droit, le chirurgien de Berne *entre-croise* les deux faisceaux, de manière à obtenir une *sorte de 8 de chiffre*.

Procédé de HAHN.

(Centralblatt für Chirurgie, 1890, n° 11.)

Premier temps. — Incision épigastrique, parallèle au rebord costal gauche, et intéressant tous les plans de la paroi, y compris le péritoine pariétal.

Deuxième temps. — Deuxième incision pratiquée au niveau du 8ᵉ *espace intercostal gauche*, parallèle à la précédente, et aboutissant également à l'ouverture du péritoine.

Troisième temps. — Recherche de l'estomac à travers *la plaie épigastrique ;* on essaye d'en saisir la partie la plus élevée, vers la grande courbure ; on isole ainsi un pli, qui est saisi entre les mors d'une pince mousse introduite par l'*incision intercostale ;* ce pli est alors engagé à travers cette brèche pour être suturée aux lèvres de l'incision cutanée.

Quatrième temps. — Ouverture de l'estomac pratiquée au sommet du cône stomacal ainsi fixé. La continence de l'estomac est assurée par l'occlusion du trajet, grâce au pincement qu'y détermine le chevauchement des deux cartilages costaux correspondants.

Procédé de SSEBANEJEW (1)-FRANK.

(SSEBANEJEW *Vratch*, 1890 ; FRANK, *Soc. imp. et roy. des médecins de Vienne*, 1892 ; Voy. aussi MAYO-ROBSON *The Pactitioner*, 1897, p. 264.) (2)

Premier temps. — Incision épigastrique parallèle au rebord costal gauche, et ouverture du péritoine.

Deuxième temps. — Recherche de l'estomac dont on attire hors de la plaie un pli en forme de cône et dont on fixe la base aux bords de la plaie cutanée (y compris le péritoine pariétal).

Troisième temps. — Deuxième incision, parallèle à la première, distante de celle-ci de 3 centimètres, et taillée en plein sur le rebord costal gauche ; cette incision *n'intéresse que la peau*.

Quatrième temps. — Entre ces deux incisions, on creuse une sorte de tunnel sous-cutané ; on obtient ainsi une sorte de pont de peau jeté entre les deux plaies.

Cinquième temps. — On engage, sous ce pont, le reste du cône stomacal non fixé, et on en fait ressortir le sommet entre les lèvres de l'incision supérieure auxquelles on le fixe.

Sixième temps. — Ouverture de l'estomac pratiquée par la ponction du sommet du cône (3).

----

(1) Le mérite d'avoir imaginé ce procédé appartient à SSEBANEJEW seul.

(2) Voy. VERGEZ, *Thèse*, Bordeaux, 1896 ; ROLLAND, *Thèse*, Bordeaux, 1895.

(3) Malgré la meilleure volonté du monde, je n'ai jamais pu découvrir en quoi l'opération proposée par VILLAR (de Bordeaux) se distingue de la méthode de SSEBANEJEW.

Procédé de **WITZEL**.

(Centralblatt f. Chirurgie, 1891, n° 32.)

Premier temps. — Ouverture de l'abdomen par une incision parallèle au rebord costal gauche.

Deuxième temps. — Recherche de l'estomac, que l'on attire entre les lèvres de la plaie.

Troisième temps. — On détermine, sur la paroi antérieure de l'estomac, deux bourrelets longitudinaux parallèles, qui circonscrivent entre eux une gouttière assez profonde, parallèle à ces plis, et à l'extrémité inférieure de laquelle on pratique la ponction de l'estomac.

Quatrième temps. — On réunit alors, par des sutures séro-séreuses, les bords libres des deux bourrelets qui limitent la gouttière, ce qui a pour effet de transformer celle-ci en un véritable canal séro-séreux, dans lequel on engage une sonde molle dont l'extrémité va plonger dans la cavité stomacale.

Cinquième temps. — Fixation, à la paroi abdominale, de la portion de l'estomac répondant strictement au pourtour de l'orifice d'émergence du drain ou de la sonde.

Cette opération a été pratiquée, *avec un plein succès :* 45 fois par Witzel lui-même et 10 fois par Mikulicz.

Procédé de **ULLMANN**.

(Wien. med. Woch., 1894, n° 39.)

Cet auteur a imaginé de réaliser pour la bouche stomacale la méthode recommandée par Gersuny pour combattre l'incontinence de l'intestin après l'ablation du rectum ; son procédé consiste donc à fixer le pli stomacal, après lui avoir imprimé un mouvement de *torsion* sur son axe.

Procédé de COCCHERELLI.

(Riforma Medica, 1895, p 373.)

Il consiste à ouvrir le ventre d'emblée, dans le 9ᵉ espace intercostal ; on fait alors un pli à la paroi de l'estomac dans le voisinage de la grande courbure, on attire le pli au dehors et on le fixe aux lèvres de la plaie intercostale ; il s'agit, en somme, d'un procédé valvulaire.

Procédé de ALBRECHT.

(Dissert. Inaug. de Greifswald., 1895.)

Albrecht, assistant du professeur Helferich, a imaginé un procédé qui est une combinaison de ceux de Frank et de Ullmann. L'idée paraît ingénieuse, mais la méthode n'ayant encore été mise en pratique que 2 fois, il serait prématuré de porter un jugement sur ses résultats fonctionnels.

Procédé de KADER.

(Centralblatt für Chirurgie, 1896, p. 665.)

Kader, assistant de Mikulicz, pratique une incision parallèle au rebord costal gauche, comprenant la peau et les parties molles jusqu'au muscle droit ; celui-ci est ensuite dissocié dans le sens vertical sur une étendue de 6 à 8 centimètres ; on incise alors sa gaine postérieure et le péritoine. Cela fait, on attire hors de la plaie un pli de l'estomac auquel on pratique une petite ponction dans laquelle on introduit une sonde en caoutchouc, à une profondeur de 5 à 6 centimètres ; la sonde est fixée aux bords de l'orifice par un point de catgut. La portion d'estomac qui répond à la sonde est alors invaginée, ce qui amène la formation de deux bourrelets parallèles circonscrivant une gouttière médiane au fond de laquelle se trouve l'orifice pourvu de sa sonde ; les bords libres de ces bourrelets sont alors rapprochés par des sutures séro-séreuses, sauf au niveau du point où doit passer la sonde qui plonge dans la cavité de l'estomac : on obtient ainsi une sorte *d'entonnoir* profond, légèrement évasé à sa surface. On termine l'opération en fixant l'estomac à la paroi abdominale ; après quoi l'on réunit les muscles et la peau. Cette intervention se pratique en 1 temps.

Procédé de GOLDING-BIRD.

(British med. Journal, 1896, p. 1827.)

Ce procédé s'exécute en 2 temps ; on fixe d'abord le viscère à la paroi suivant les règles ordinaires ; puis, le 4° jour après cette fixation, une petite ouverture est pratiquée dans la paroi de l'estomac : elle doit être très étroite, tout juste suffisante pour livrer passage à une sonde portant le n° 10. Cela fait, on dilate progressivement l'orifice jusqu'à ce qu'il admette l'introduction du pouce ; l'opération est alors terminée.

Le but de ce procédé consiste à obtenir une ouverture se fermant automatiquement par la contraction des fibres musculaires de l'estomac ; aussi est-il formellement recommandé par l'auteur de dilater l'orifice avec beaucoup de douceur, de manière à léser le moins possible d'éléments musculaires, qui formeront alors comme un *anneau contractile* autour de la néostomie.

Procédé de HARTMANN.

(Bull. de la Soc. de Chirurgie, 1896, p. 253.)

L'auteur pratique une incision verticale, à 2 cetimètres et demi à gauche de la ligne médiane, longue de 10 centimètres, se terminant à un niveau correspondant à l'ombilic. Après avoir coupé successivement la peau, le tissu sous-cutané et le feuillet antérieur de la gaine du muscle grand droit de l'abdomen, on récline fortement, et en masse, la lèvre interne de la plaie, de manière à découvrir le feuillet postérieur de la gaine, le bord musculaire proprement dit restant en dehors ; ce feuillet profond apparaît alors nettement au fond de la plaie ; on l'incise à son tour et on ouvre le péritoine sur la ligne médiane. L'estomac est alors saisi et attiré ; on obtient ainsi une sorte de cône dont on fixe la base aux lèvres de la plaie péritonéale ; le reste du cône gastrique est alors insinué entre le feuillet profond de la gaine et la face profonde du muscle droit, puis engagé entre deux faisceaux de ce muscle préalablement dissociés à l'aide d'une sonde cannelée ; il ne reste plus qu'à fixer une seconde fois le pli stomacal aux lèvres du feuillet antérieur de la gaine, et à ponctionner son sommet en fixant la muqueuse des lèvres de l'incision à la peau. Le reste de la plaie est réuni par trois étages de sutures : péritoine et feuillet profond, muscle et feuillet antérieur, peau.

Procédé de **FISCHER**.

(Congrès des Chirurgiens allemands, 1896.)

Cet auteur commence par fixer l'estomac à la paroi, en se conformant au procédé habituel ; puis, au bout de quatre jours, il introduit dans la paroi stomacale une aiguille fine de Pravaz, qu'il fait cheminer pendant quelques centimètres dans l'épaisseur même de la paroi, avant de l'enfoncer dans la cavité gastrique ; par l'intermédiaire de cette aiguille, il injecte alors 50 à 60 grammes de liquide, après quoi il retire l'aiguille, pour recommencer la même opération 5 ou 6 heures plus tard, en ayant soin de piquer le même point de la paroi.

Après 5 ou 6 jours, Fischer choisit une aiguille plus forte, et ainsi de suite, jusqu'à ce qu'il ait obtenu un véritable canal oblique, dont les parois s'adossent parfaitement et ne permettent pas l'issue des liquides contenus dans la cavité de l'estomac.

C'est ce procédé qui a inspiré à Marwedel l'idée de

créer, dans l'épaisseur de la paroi stomacale, un canal musculo-muqueux. (Voy. le mémoire de Marwedel p. 65.)

Procédé valvulaire de SENN.

(*The Journal of the amer. med. Assoc.*, 1896, 28 Novembre.)

1° Ouverture de l'abdomen par une incision longue de 10 centimètres et parallèle au rebord costal gauche (incision de Fenger) ;

2° On saisit ensuite l'estomac aussi près que possible de la grande courbure et l'on en attire, hors de la plaie, un pli en forme de cône que l'on maintient à l'aide d'une pince appliquée à son sommet.

Deux catguts, longs, sont alors faufilés, parallèlement l'un à l'autre, et perpendiculairement au grand axe du cône ; ces fils qui intéressent la séreuse et la musculeuse de l'organe, sont alors tirés et noués fortement de manière à former, à l'endroit où ils ont été enfilés, une sorte d'étranglement ou de collet.

On prend ensuite un paquet d'épiploon gastro-colique que l'on suture par-dessus le collet avec de la soie fine.

Enfin, on fixe l'estomac à la paroi à l'aide de points séparés dont les fils traversent, à la fois, la partie supérieure du repli de l'épiploon, la tunique séreuse et la tunique musculeuse de l'estomac, ainsi que toute la paroi abdominale à l'exception de la peau ; le reste de la plaie abdominale est fermé à la soie ; on ne laisse visible que la partie de l'estomac sus-jacente au collet, laquelle doit former la valvule ;

3° Cela fait, on pratique alors (soit immédiatement, soit au bout de 48 heures) une incision longue de 13 millimètres au milieu de la petite surface stomacale exposée à l'air, et, par cette ouverture, on introduit dans la cavité gastrique un tube en caoutchouc ; puis la paroi de l'estomac est inversée de manière à former une valvule circulaire ; cette inversion est maintenue au moyen de sutures de Lembert ; enfin, on retire le tube et l'opération est terminée. La valvule circulaire doit se trouver au-dessous du niveau du tégument externe.

Procédé de HELFERICH.

(Deut. med. Wochenshrift, 1893, p. 7.)

Ce procédé ne diffère pas essentiellement de ceux de WITZEL et de KADER.

On peut en dire autant de l'opération pratiquée par FONTAN (de Toulon).

Procédé de SCHNITZLER.

(Wiener. kl. Rundschau, 1896, p. 513.)

Cette manière de faire est à peu près identique à celle de MARWEDEL. Inutile d'y insister.

Il résulte de l'étude des différents procédés que nous venons de passer en revue, que la préoccupation constante des innovateurs en gastrostomie a été de créer, au niveau de la solution de continuité gastrique, une disposition anatomique capable de rendre cet orifice plus ou moins virtuel, du moins dans l'intervalle des repas.

Les uns, comme Senn, ont essayé de réaliser cette fermeture automatique en façonnant une sorte *de valvule,* qui s'oppose mécaniquement au reflux des liquides de l'estomac ; les autres ont imaginé de lutter contre l'épanchement du contenu gastrique en établissant, entre la cavité de l'estomac et la surface cutanée, un trajet plus ou *moins long ou plus ou moins sinueux* (Ssebanejew, Hartmann) ; d'autres, enfin, comme Von Hacker et Girard, font intervenir les éléments musculaires de la paroi abdominale pour créer une sorte de sphincter *extra-stomacal ;* la plupart, avec Fischer, Witzel, Kader, Golding-Bird, Marwedel, etc, font appel à la contractilité musculaire de la paroi de l'estomac elle-même, pour empêcher cet organe de perdre son suc gastrique et les aliments introduits dans sa cavité ; on voit que, dans ces derniers procédés, il y a combinaison de *valvulation* et de *sphinctérisation.*

En somme, tous ces chirurgiens ont pensé, avec beaucoup de justesse, que la meilleure manière d'avoir raison de l'incontinence gastrique était d'imiter les moyens employés par la nature pour lutter contre l'incontinence de l'intestin *(sphinctérisation)* ou contre le reflux du courant sanguin *(valvulation).*

DE LA GASTROSTOMIE EN DEUX TEMPS

La gastrostomie en deux temps comprend deux actes opératoires distincts, séparés par un intervalle de 24 heures, 48 heures ou même davantage : on commence par fixer l'estomac à la plaie pariétale, c'est la *gastropexie ;* ensuite, on l'ouvre à l'aide d'un trocart, d'un bistouri ou du thermo-cautère, c'est la *gastrostomie proprement dite*. Les uns se contentent de cette simple incision : d'autres préfèrent suturer les lèvres de l'orifice stomacal à la peau.

Sédillot exécuta sa première gastrostomie en un seul temps ; mais, pour sa seconde (1), il jugea plus prudent de n'ouvrir l'estomac qu'après la formation des adhé-rences : il se borna à appliquer une forte pince en un point de la paroi gastrique préalablement fixée, et attendit jus-qu'au *cinquième jour* pour exciser avec les ciseaux l'eschare qui s'était formée entre les mors de la pince placée à demeure.

Après Sédillot, et jusqu'en 1879, époque où Howse (2) la remit en honneur, la méthode en deux temps semblait à peu près abandonnée ; elle fut néanmoins encore appliquée

(1) Sédillot. *Gaz. méd. de Strasbourg*, 1853, p. 69.
(2) Howse. *Amer. Journ. òf. m. Science*, 1883, T. LXXXV, p. 437.
Ce malade avait été opéré en 1879.

par Van Thaden (1) sur une femme de 54 ans, porteuse d'un cancer de l'œsophage; par Jouon (2) chez un enfant de 13 ans, qui avait absorbé de l'acide sulfurique; par Riesel (3) chez un homme; par Langenbeck (4), 4 jours, par Langton (5), 9 jours après la gastropexie, par Mac Carthy (6), etc., etc.

Aujourd'hui encore, beaucoup de chirurgiens croiraient compromettre le succès de leur intervention s'ils s'avisaient d'ouvrir l'estomac avant que celui-ci ait eu le temps de contracter des adhérences solides avec la paroi abdominale: ce qu'ils espèrent éviter, en procédant en deux temps, c'est l'inoculation péritonéale par le contenu plus ou moins septique de l'estomac, qui, sous l'influence des efforts de toux, ou même à l'occasion d'un pansement ou de l'introduction des aliments, pourrait être projeté sur la plaie opératoire, et, de là, aller souiller le péritoine en s'insinuant entre les points de sutures.

C'est la méthode recommandée et appliquée par MM. Berger (7), Tillaux (8), Reynier (9), Monod et Poncet, qui trouvent à cette manière de faire une garantie contre la péritonite. Quant à M. Picqué (10), tout en accordant la

<hr>

(1) Van Thaden. Voy. *Thèse* de Schaeffenberg, 1867, publiée à Kiel.
(2) Jouon. *Journ. de méd. de l'Ouest*, 1872, p. 170.
(3) Riesel. *Deutsche med. Woch.*. 1878, Mai.
(4) Langenbeck. *Berlin. klin. Wochensch.*, 1879, p. 90.
(5) Langton. *Brit. med. Journ.*, 1879, p. 310.
(6) Mac Carthy. *The Lancet*, 1879, p. 470.
(7) Berger *Bull. Soc. Chir.*, 1890, p. 443.
(8) Tillaux. Leçons de clinique chir., 1895, p. 214.
(9) Reynier, Monod, Poncet. *Bull. Soc. Chir.*, 1897, p. 257.
(10) Picqué. *Bull. Soc. Chir.*, 1895, p. 103.

préférence à la gastrostomie en deux séances, il reconnaît qu'elle peut être contre-indiquée dans les cas d'urgence, toutes les fois que l'alimentation immédiate s'impose.

Monod, Schwartz et Picqué ont encore préconisé la gastrostomie en deux temps comme *procédé d'attente* (1), permettant de surveiller le malade et de n'ouvrir l'estomac qu'à la dernière extrémité.

A l'étranger, la méthode en deux séances ne compte pas moins de partisans qu'en France. Kin (2), Morell-Mackenzie (3), Roswell Park (4) l'ont employée dans la plupart des cas qu'ils ont eu à traiter. Mayo Robson (4), Schönewerth (6), Golding Bird (7), Depage (8) semblent aussi lui donner la préférence sur la gastrostomie d'emblée. Czerny (9) y a eu, récemment encore, recours chez quelques-uns des malades dont il a rapporté l'observation au Congrès de Moscou de 1897. Marwedel (10) lui-même, chez deux des sujets opérés par son nouveau procédé, n'a ouvert l'estomac que 2 jours (Obs. II) et 5 jours (Obs. III) après la gastropexie, ce qui ne l'empêche pas de proclamer bien haut la supériorité de la méthode immédiate (11).

------

(1) Voy. *Bull. de la Soc. de Chir.*, 1892, 16 Mars ; 1895 p 103 ; 1897, p. 257 ; Tillier. Lyon, 1891.

(2) Kin. *Lietop. khirg. ob. v. Moskv.*, 1882, p. 36.

(3) M. Mackenzie. *Am. Journ. of the m. Science*, 1883, p. 420.

(4) R. Parck. *Med. News*, 1893, 18 Mars.

(5) Mayo Robson. *Brit. med. Journ.*, 1890, p. 1295.

(6) Schönewerth. *Loc. cit.*

(7) Golding Bird. *Loc. cit.*

(8) Depage. *Soc. roy. des Sciences de Bruxelles*, 1896.

(9) Czerny. *Loc. cit.*

(10) Marwedel. *Loc. cit.*

(11) Marwedel. *Loc. cit.*, p. 73.

DE LA GASTROSTOMIE EN UN TEMPS

La gastrostomie en une seule séance, ou gastrostomie d'emblée, est défendue en France par MM. Terrier (1), Routier, Terrillon, Reclus, Lucas-Championnière ; en Allemagne par Czerny (2), Helferich (3), Marwedel (4), etc., etc.

Pour ma part, je n'hésite pas à repousser la gastrostomie faite en deux fois ; je ne trouve à cette manière de faire que des inconvénients, bien insuffisamment compensés par les prétendus avantages que ses partisans s'obstinent à proclamer.

Les reproches que je crois pouvoir adresser à cette méthode sont nombreux, et je ne pense pas me tromper en ajoutant qu'ils ne me paraissent que trop fondés.

Et tout d'abord, on me permettra de faire remarquer qu'il n'est pas le moins de monde indifférent de soumettre un malade aux angoisses de deux opérations, quand il est possible de tout terminer en une seule séance ; on m'objectera, sans doute, que les manœuvres du

---

(1) Voy. *Bull. de la Soc. de Chir.*, 1884, 26 Mars ; 1890, p. 444 ; 1894, p. 762 ; séances des 30 Janvier et 6 Février 1895.

(2) Czerny. *Loc. cit.*

(3) Helferich. *Deutsche med. Wochensch.*, 1893, p. 8.

(4) Marwedel. *Loc. cit.*

deuxième temps ne constituent pas, à proprement parler, un acte opératoire, attendu qu'on peut se passer des ennuis et des dangers de l'anesthésie générale; cela est exact si l'on se place au point de vue de l'opérateur, mais on conviendra que cet argument perd toute sa valeur si l'on veut bien se substituer au patient et à sa famille, qui, eux, y voient deux interventions bien distinctes.

Comme deuxième grief, je ferai valoir la difficulté de savoir exactement, deux ou trois jours après la gastropexie, ce que l'on a sous les yeux, et si c'est bien l'estomac que l'on vient d'ouvrir. C'est là une question que bien des chirurgiens se sont posée au moment de plonger le bistouri ou la pointe du thermocautère dans une plaie qui ne ressemble plus que de fort loin à celle du premier jour. En effet, pour qui a eu l'occasion d'assister à des opérations en deux séances (gastrostomie ou anus contre nature) la possibilité d'une grosse méprise, au moment d'ouvrir l'estomac ou l'intestin, est tout ce qu'il y a de plus admissible et de plus excusable; au bout de 48 heures, à plus forte raison après 5 ou 6 jours, l'aspect des parties s'est complètement modifié, le fond de la plaie s'est affaissé, les bords se sont rapprochés en se recroquevillant plus ou moins ; il existe déjà de gros bourgeons lardacés, des dépôts, des sillons et des replis informes au milieu desquels il me semble bien téméraire d'oser se risquer; je n'ignore pas qu'on a proposé d'appliquer, au centre du bourrelet stomacal fixé à la paroi, un fil de soie qui servirait, en même temps, de point de repère et de guide. Cette précaution me paraît bien illusoire, et cela pour deux raisons: 1° le fil peut se détacher après avoir coupé des tissus plus ou moins friables ; 2° la plaie peut se ratatiner et s'affaisser au point d'être réduite à un simple sillon du fond duquel émerge le fil de soie. Quelle peut être alors l'utilité de ce point de repère qui n'en est plus un?

Comme preuve des dangers inhérents à la gastrostomie en deux temps, il me suffira de rappeler ici la récente communication de M. SCHWARTZ, à la *Société de Chirurgie* (1) ; je crois même ne pouvoir mieux faire que de citer textuellement les paroles de ce chirurgien ainsi que celles de M. MONOD, telles qu'elles sont reproduites par le bulletin officiel de cette Société : « J'appuie, dit M. SCHWARTZ, ce qui vient d'être dit contre l'opération en deux temps, je dois dire que je l'ai abandonnée. Voilà quatre ou cinq ans, je l'avais pratiquée plusieurs fois avec succès, lorsque m'arriva l'accident que voici : arrivé au 6° jour après la gastropexie et voulant ouvrir l'estomac, j'ouvris l'arrière-cavité des épiploons, et, pendant 24 heures, y injectai des aliments ». Voici maintenant l'opinion de M. MONOD (2) : « Quant à l'opération en deux temps, je l'ai abandonnée à la suite d'un accident analogue à celui de M. SCHWARTZ (3) ».

Après de tels exemples, il me semble que la gastrostomie en deux temps devrait être à tout jamais bannie de la thérapeutique des sténoses œsophagiennes.

---

(1) SCHWARTZ. *Bull. de la Soc. de Chir.*, 1898, n° 15, p. 445.
(2) MONOD. *Ibidem.*
(3) Voy. aussi GANGOLPHE. Traité de Chirurgie de Le Dentu, t. VI, p. 506.

OPÉRATION DE MARWEDEL

Cette opération consiste à établir, dans l'épaisseur de la paroi antérieure de l'estomac, préalablement fixée aux lèvres de l'incision abdominale, un canal oblique, musculo-muqueux, résultant d'un dédoublement de la tunique musculaire et de la tunique muqueuse de l'organe ; par son extrémité supéro-antérieure, ce trajet vient s'ouvrir à la surface de la peau de l'épigastre, en formant l'orifice superficiel de la néostomie ; par son extrémité postéro-inférieure, il aboutit à la cavité gastrique. L'adossement des deux parois du canal a pour effet de supprimer la lumière de ce conduit, et d'assurer ainsi, dans l'intervalle des repas, la continence absolue de l'estomac.

En réalité, ce trajet n'est pas musculo-muqueux dans toute son étendue ; à sa partie tout à fait antérieure, et sur une longueur de près de 2 centimètres, il est nécessairement constitué par la peau et les éléments sous-cutanés ; cette disposition est aisée à concevoir, puisque l'estomac n'étant pas directement fixé aux lèvres de la plaie cutanée, il persiste, après la fermeture de la paroi abdominale, un petit intervalle, qui, d'une part, aboutit à la peau, et, d'autre part, se continue profondément avec le conduit intra-pariétal de l'estomac proprement dit (fig. 1).

On verra, par ce qui va suivre, que je me suis conformé à la technique indiquée par Marwedel pour tout ce qui a trait à la création du canal intra-pariétal de l'estomac; mais, je me suis éloigné de sa manière de faire en ce qui concerne le mode de fixation de ce viscère à la paroi abdominale.

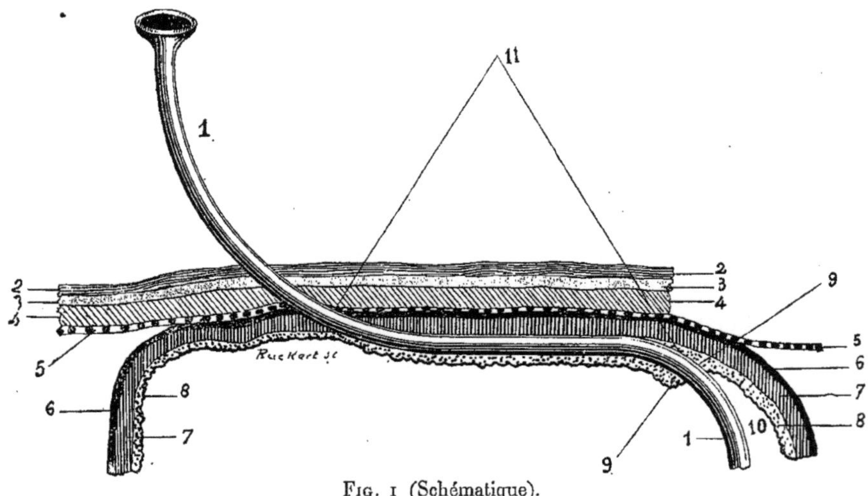

Fig. 1 (Schématique).

1. Sonde; 2. peau; 3. Tissu sous-cutané; 4. Muscles de la paroi abdominale; 5. Péritoine pariétal; 6. Péritoine viscéral; 7. Tunique musculaire de l'estomac; 8. Tunique muqueuse; 9. Orifice inférieur du canal intra-pariétal; 10. Cavité stomacale; 11. Canal intra-pariétal.

M. Marwedel se contente de suturer directement l'estomac aux lèvres de la plaie cutanée, ce qui a pour résultat de mettre, en quelque sorte, cet organe à fleur de peau.

Il m'a semblé plus avantageux, à tous les points de vue, de ne fixer l'estomac qu'aux bords de la plaie mus-

culaire et de fermer complètement l'abdomen, en ne laissant qu'un petit orifice pour le passage de la sonde. Cette modification rend la gastrostomie en deux temps impossible et donne lieu à une cicatrisation plus rapide de la plaie opératoire, qui se réunit alors par première intention.

Toutes ces différences seront beaucoup plus faciles à saisir une fois que l'on se sera familiarisé avec les différents temps du manuel opératoire (1).

DESCRIPTION DE L'OPÉRATION

PREMIER TEMPS : *Incision des parties molles et ouverture de l'abdomen.* — Pour arriver dans la cavité péritonéale, j'ai toujours eu recours à l'incision de LABBÉ, c'est-àdire à une incision oblique, longue d'au moins 8 centimètres, parallèle au rebord cartilagineux des fausses côtes gauches, et distante de ce rebord d'environ 2 à 3 centimètres, jamais plus. Cette incision commence en haut, à 3 centimètres de l'appendice xyphoïde, et se termine, en bas, vers le cartilage de la 9° côte, ou un peu plus bas. Une fois que la peau et le tissu cellulaire ont été divisés, il m'a semblé qu'il y avait avantage à ne pas procéder par petits coups, ce qui fait perdre du temps, mais à sectionner hardiment les muscles jusqu'au tissu cellulaire sous-péritonéal (sans s'inquiéter de ce qui saigne) ; on soulève alors celui-ci avec

---

(1) M. MARWEDEL est très laconique dans l'exposé de sa technique opératoire ; je tiens donc à prévenir le lecteur que la description que je donne ici n'est pas le moins du monde une traduction du texte allemand, mais bien le résultat d'un travail rigoureusement personnel,

une pince à griffe et l'on pratique une ponction avec le bistouri, dont la pointe ouvre, en même temps, la séreuse pariétale ; après avoir appliqué une pince à forcipressure sur chaque lèvre de la plaie péritonéale, on agrandit celle-ci avec les ciseaux, prudemment guidés sur un doigt (jamais sur la sonde cannelée), et l'on termine en fixant, de chaque côté, le péritoine pariétal à la couche musculaire immédiatement sus-jacente, au moyen de 3 pinces hémostatiques, de façon à laisser *un plan musculaire superficiel*, qui servira à renforcer l'occlusion de la paroi abdominale. Quant à l'hémorragie, elle est presque toujours insignifiante ; il suffit, en général, d'appliquer de 2 à 4 pinces pour obtenir un champ opératoire exsangue.

Deuxième temps : *Recherche et fixation de l'estomac.* — Dans tous mes cas, sauf deux (Obs. III et Obs. XI), la découverte de l'estomac n'a présenté aucune difficulté. Chez les individus très amaigris, profondément cachectisés, on l'aperçoit, souvent, dès que le péritoine a été ouvert, et que les lèvres de la plaie ont été suffisamment écartées ; mais, en règle générale, il faut, avec deux doigts de la main gauche, aller le chercher en dessous du lobe gauche du foie, au niveau du point où il est le plus superficiel, c'est-à-dire, dans le voisinage du pylore ; aussitôt qu'on a le doigt dessus, il est très facile de le reconnaître à la consistance de ses parois, qui sont notablement plus charnues et plus fermes que celles de l'intestin grêle ou du gros intestin. Chez le malade qui fait l'objet de l'observation XI, la recherche de l'estomac fut assez laborieuse à cause de gros paquets épiploïques et d'anses intestinales qui venaient, obstinément, faire irruption à travers la plaie pariétale ; quant au patient de l'observation III, outre l'obstacle opposé par l'épiploon et l'intestin, il fallut lutter contre l'énorme saillie formée par le lobe gauche du foie, exceptionnellement hypertrophié, qui s'étendait à gauche jusqu'au niveau de la rate. Néanmoins je dois ajouter que ce furent là de simples incidents, qui ne purent prolonger la durée de l'opération de plus de 4 à 5 minutes. A mon avis, lorsqu'on est sérieusement gêné par l'épiploon et par l'intestin (je n'insiste pas sur l'hypertrophie hépatique, car elle atteint rarement les proportions indiquées dans l'observation III, du moins chez les malades de la catégorie en question), le meilleur moyen d'arriver sur l'estomac, sans trop perdre de temps, consiste à plonger hardiment deux doigts de la main gauche au-dessous du foie, sans craindre d'aller trop loin, attendu que, chez ces sortes de malades, l'estomac est ordinairement petit, retracté, et comme ratatiné, tout contre le rachis ; je crois utile de le répéter, il sera alors très aisé de le reconnaître, grâce à la sensation toute spéciale que donne le contact de ses parois, dont la consistance est toute différente de celle de l'intestin, du pancréas ou des ganglions voisins, souvent infiltrés, volumineux et durs chez les sujets qui commencent à faire de la généralisation (Obs. IV).

L'estomac une fois reconnu et saisi entre deux doigts, il s'agit de l'attirer entre les lèvres de la plaie et de l'y fixer solidement par un surjet dont chaque point doit intéresser à la fois *la tunique musculo-séreuse de l'estomac, le péritoine pariétal et le plan musculo-aponévrotique immédiatement sus-jacent* (et non toute l'épaisseur des parties molles sous-cutanées).

Certains estomacs se laissent attirer assez facilement en avant, et l'idéal serait, d'après quelques auteurs, de pouvoir établir une fistule dans la région la plus élevée de la face antérieure, au niveau de la grande courbure. Malheureusement, il est loin d'en être souvent ainsi. Dans la majorité des cas, au contraire (je ne parle, bien entendu, que de mon expérience personnelle), l'estomac, qui est petit et rétracté (ce qui s'explique aisément), refuse de venir aussi loin qu'on désirerait l'amener, et la grande courbure reste obstinément cachée sous le rebord costo-diaphragmatique ; on a beau recourir aux tractions les plus patientes et les plus prolongées, l'organe tient bon, de sorte que, à moins de s'exposer, de gaité de cœur, à provoquer une déchirure, force sera au chirurgien de faire sa bouche à l'endroit le plus voisin du point rêvé. Je dois à la vérité de reconnaître qu'il ne m'a jamais été donné d'opérer sur la partie la plus élevée de la grande courbure ; j'ai toujours été forcé de me contenter de la partie moyenne de la face antérieure, mais un peu plus à gauche qu'à droite. J'ajouterai même que j'ai la plus grande peine à concevoir comment on peut parvenir à amener la partie supérieure de la grande courbure au niveau du champ opératoire, chez les malades de cette catégorie, et, sans songer un seul instant à mettre en doute la bonne foi de ceux qui déclarent avoir réussi, je me demande si ces chirurgiens ne se seraient pas tout simplement abusés en s'imaginant opérer très haut sur la grande courbure, tandis, qu'en réalité, ils fixaient, au niveau de la plaie, une partie de la face gastrique antérieure répondant à la région moyenne de l'estomac. De plus, je trouve qu'il n'est pas sans inconvénient de fixer l'estomac dans une position trop anormale et capable de mettre sa paroi antérieure dans un état de tension permanente, car on risquerait alors de compromettre la solidité des sutures. M. BERGER le dit formellement : « Quand l'estomac est vide et rétracté, il est impossible de l'attirer, et, si c'était possible, il serait dangereux de le fixer dans une position trop anormale, à cause du tiraillement des sutures (1). »

D'autres chirurgiens, parmi lesquels EWALD (de Berlin) (2), conseillent de pratiquer la bouche stomacale près du pylore pour empêcher la stagnation des aliments dans un estomac dont la motricité n'existe plus, les phénomènes de la digestion, chez ces sortes de cancéreux, s'opérant exclusivement dans l'intestin grêle.

Quoi qu'il en soit de ces différentes opinions, j'ai cru devoir toujours m'abstenir des tractions imprudentes ; je me suis donc contenté de fixer le point de la paroi gastrique antérieure le plus voisin possible de la grande courbure, tout en restant convaincu que j'en étais encore passablement éloigné.

Mais revenons au manuel opératoire. Pour fixer l'estomac, j'attire hors du ventre une portion de la paroi antérieure à laquelle je donne la forme d'un gros pli allongé et parallèle au grand axe de la plaie abdominale ; je le fais maintenir à la place voulue, par un aide, au moyen

---

(1) P. BERGER. *Bull. de la Soc. de Chir.*, 1883, 14 Nov.

(2) EWALD, *Soc. de Méd. int. de Berlin*, 1892, 14 Mars.

de deux pinces de Chaput appliquées aux deux extrémités
du bourrelet ; puis, armé d'une aiguille de Reverdin
fine (aiguille latérale ou aiguille simplement recour-
bée), j'exécute une *suture en surjet très solide* avec
du catgut fin (n° 1) à *points aussi rapprochés que possible*, en commençant par l'angle supérieur de la plaie,
pour revenir ensuite au point de départ. Chaque point de
cette suture continue doit, d'une part, traverser toute
l'épaisseur de la tunique séro-musculaire de l'estomac, et,
d'autre part, intéresser à la fois le péritoine pariétal, le
tissu sous-péritonéal et la *première couche musculaire*
sus-jacente. J'estime qu'il y a une importance capitale à
ne pas se contenter, pour la fixation de l'estomac, de sutures strictement séro-séreuses ; en comprenant dans le
surjet le tissu cellulaire sous-péritonéal et les éléments
musculaires profonds de la paroi abdominale, on a le droit
de compter sur une réunion infiniment plus solide, à
l'épreuve des plus violentes secousses imprimées à l'estomac par les accès de toux ou les efforts des vomissements : chez aucun des mes opérés — dont plusieurs
étaient des bronchitiques — je n'ai eu à déplorer le
relâchement des sutures, ni leur rupture suivie de la
chute de l'estomac dans la cavité péritonéale, accident
signalé par quelques chirurgiens anciens (1), et, tout
récemment encore, par CZERNY (2), à propos d'un sujet

---

(1) CLARK. *Transactions of the clinical Society of London*, 1872,
vol. V, p. 244.

COOPER FORSTER. *Guy's hosp. Reports*, 1859, t. V, p. 1.

LANGTON. *Brit. med. Journ.*, 1879, p. 310.

(2) CZERNY, *loc. cit.*

opéré suivant la méthode de Marwedel ; bien que le mode
de fixation de l'estomac adopté par Czerny diffère essentiellement de ma manière de procéder, puisque les sutures
qu'il fait unissent directement la paroi gastrique à la
peau, j'ai cru devoir signaler la possibilité de cet accident
et l'utilité qu'il y a à appliquer des sutures nombreuses,
rapprochées et solidement engagées dans la paroi stomacale et dans la paroi abdominale. MM. Michaux (1) et
Gangolphe (2) ont aussi signalé des accidents analogues
aux précédents.

Troisième temps. — *Création d'un canal intra-pariétal.* — La suture en surjet une fois terminée, la paroi
antérieure de l'estomac ainsi isolée de la cavité abdominale
se trouve alors exposée sous la forme d'une surface iné-
gale, mesurant 7 centimètres de longueur sur 3 bons centimètres de largeur. Il importe beaucoup que l'étendue
de cette surface ne soit pas moindre, afin que le chirurgien
puisse disposer d'une place suffisante pour établir un trajet
intra-pariétal capable de remplir les conditions requises.
Il n'est pas moins nécessaire que le segment stomacal
ainsi isolé forme, au fond de la plaie, une sorte de bourrelet bien saillant; dans ce but, il faudra éviter autant
que possible de tendre la paroi stomacale pendant l'application du surjet.

On enlève alors les pinces de Chaput, désormais inu-
tiles, et l'on pratique sur la paroi gastrique, parallèlement

---

(1) Michaux. *Bull. Soc. de Chirurgie*, 1895, Janvier.
(2) Gangolphe. Traité de Chirurgie de Le Dentu, T. VI, p. 506.

au rebord costal, une incision, longue d'environ 6 à 7 centimètres, n'intéressant que le *péritoine viscéral et la tunique musculaire ;* c'est le temps le plus délicat de l'opération, car il faut, à tout prix, éviter de léser la muqueuse sous-jacente ; on fera donc bien de se servir d'un petit bistouri bien effilé et de procéder par petits coups successifs, en repassant, à plusieurs reprises, le tranchant de la lame dans le tracé de la première incision, qui, naturellement, est tout à fait superficielle ; en même temps, armé d'une petite pince à griffes, on s'efforcera de disséquer les deux lèvres de cette incision, de manière à dédoubler, *de chaque côté*, la muqueuse de la musculeuse sur l'étendue d'un bon centimètre ; on finit par obtenir deux lambeaux musculo-séreux aussi longs que le tracé de l'incision stomacale elle-même. Il est alors facile de reconnaître que ces deux lambeaux ne comprennent que la couche séro-musculaire, et que la face profonde de la muqueuse sous-jacente est à découvert, car on voit aussitôt celle-ci *faire hernie* entre les lèvres de la plaie gastrique sous la forme d'un bourrelet blanchâtre sillonné d'un plexus vasculaire délicat ; laissant alors le bistouri de côté, on s'arme d'une spatule à bords mousses et l'on s'efforce de décoller les lambeaux musculo-séreux de la muqueuse sous-jacente, de manière à creuser une gouttière capable de contenir une sonde de Nélaton portant les nᵒˢ 17, 18 ou 19.

Quatrième temps : *Mise en place de la sonde et suture des lambeaux.* — Dès que ce troisième temps est achevé, on se trouve en présence d'une sorte de gouttière

superficielle dont le fond est constitué par la face profonde
de la muqueuse gastrique doublée d'une très mince nappe

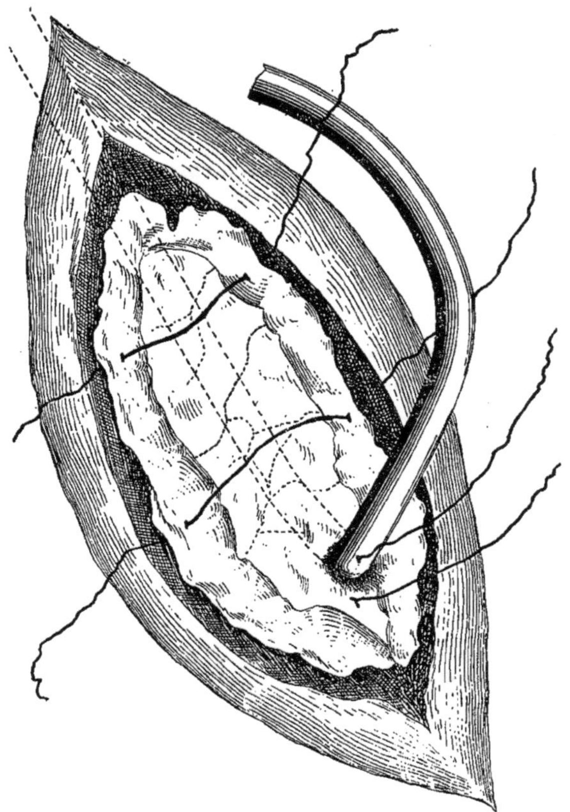

Fig. 2 (demi-schématique).

En allant de la périphérie de la plaie au centre, on voit successivement : 1° le plan
de section de la peau et du tissu cellulaire sous-cutané ; 2° celui des muscles de la
paroi abdominale (teinte plus sombre) ; 3° les lambeaux musculo-séreux de l'estomac
fortement écartés ; 4° la face profonde de la muqueuse sillonnée de quelques lacis
vasculaires délicats ; 5° à l'angle inférieur de la plaie gastrique, on voit la sonde pénétrer dans la cavité de l'estomac.

conjonctive, tandis que les parois sont représentées par
les deux volets séro-musculaires que l'on vient de dédoubler. C'est le moment d'ouvrir l'estomac et d'y introduire
la sonde qui servira à alimenter le patient. Armé d'un
petit bistouri bien pointu, le chirurgien ponctionnera la
muqueuse au niveau de l'*angle inférieur* de la gouttière
musculo-muqueuse ; il suffira de pratiquer un très petit
orifice, que l'on agrandira ensuite à l'aide de la sonde cannelée ou d'une sonde de femme en argent, l'instrument
importe peu ; on reconnaîtra très aisément que la cavité
gastrique est ouverte, car il se produit, aussitôt que la
pointe du bistouri a perforé la dernière tunique de l'estomac, *une éversion très nette* de la face superficielle de la
muqueuse à travers la solution de continuité ; cette ouverture s'accompagne toujours de l'issue de quelques gaz et
d'un peu de liquide, que l'on s'empressera d'éponger avec
une petite compresse de gaze imbibée d'alcool pur ou de la
solution de sublimé au 1000ᵉ.

On prend alors une sonde molle de Nélaton (nᵒˢ 16,
17 ou 18 suivant les indications tirées de l'épaisseur des
parois stomacales) préalablement munie d'un fil de catgut
(nᵒ 1 ou 0), qui traverse un même côté de sa paroi (et
non tout son diamètre), à environ 3 centimètres de sa
pointe ; on introduit cette sonde par l'orifice pratiquée
dans l'angle inférieur de la plaie, dans la cavité stomacale,
à une profondeur de 3 centimètres, et on la fixe à ce niveau au moyen du fil de catgut dont elle est armée et que
l'on fait passer dans toute l'épaisseur de la muqueuse, à 3
ou 4 millimètres du bord de l'orifice (fig. 2).

Il ne reste plus alors qu'à coucher la sonde dans la

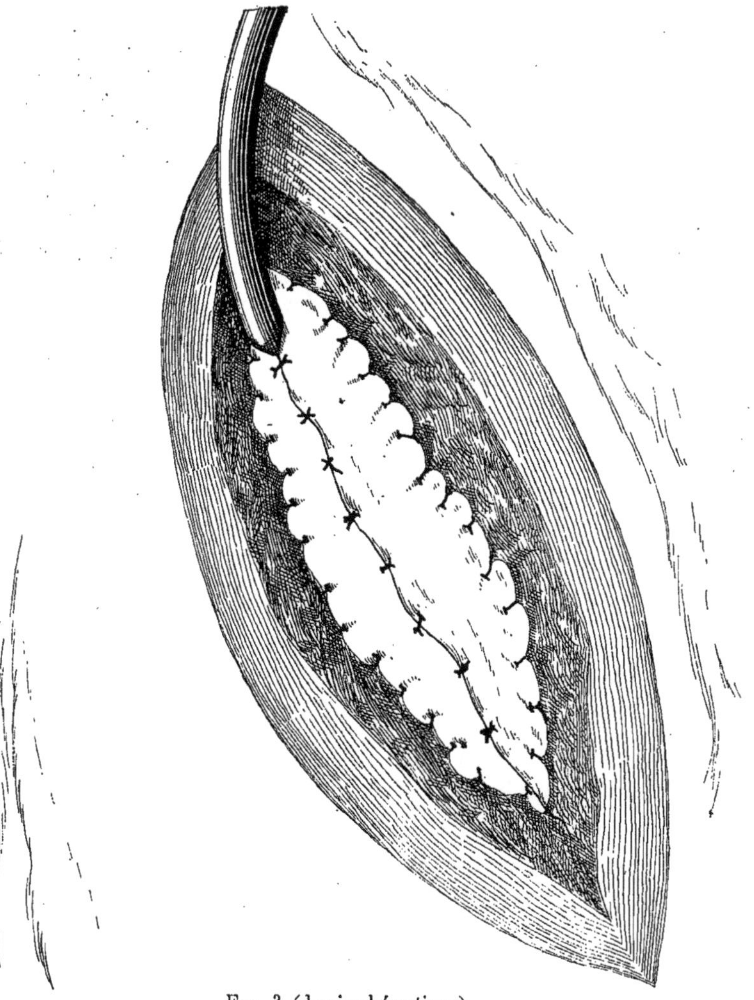

Fig. 3 (demi-schématique).

Les deux lambeaux séro-musculaires sont réunis au-dessus de la sonde, affrontés et suturés ; il ne reste plus qu'à réunir les lèvres de l'incision abdominale.

gouttière qui lui est destinée et à rabattre sur elle les deux volets séro-musculaires, dont on rapprochera très exactement les bords par de solides sutures au catgut n° 1 et à *points séparés* (fig. 3).

Je crois utile de faire ici deux recommandations capitales : 1° fixer très solidement la sonde au niveau de son point de pénétration dans la cavité stomacale, afin d'obtenir l'*occlusion hermétique* de l'orifice qui lui donne accès ; on pourrait, en cas de besoin, et sans le moindre inconvénient, ajouter un second point de suture qui, sans intéresser la sonde et en déterminant un simple pli de la muqueuse, permettra d'en rétrécir l'ouverture, au cas où celle-ci serait trop large pour le calibre de la sonde employée ; 2° au moment de faire l'affrontement des lambeaux, qui doivent recouvrir la sonde, avoir soin de prendre, sur chacun d'eux, suffisamment de tissu, en enfonçant l'aiguille aussi loin que possible de leurs bords libres, de manière à immobiliser convenablement la sonde dans son canal musculo-muqueux. En observant ces deux précautions, on peut être certain que le contenu de l'estomac ne pourra plus refluer et ainsi souiller la plaie opératoire. C'est la conduite que j'ai suivie chez tous mes opérés, et je n'ai jamais eu d'accident de ce genre à déplorer.

Le choix de la sonde exige aussi quelques explications. Il n'est pas indifférent d'employer un numéro quelconque. Au point de vue des facilités de l'alimentation, on aurait tout intérêt à adopter un calibre aussi fort que possible ; mais, dans la pratique, cette idée n'est pas souvent réalisable : tout dépendra de l'épaisseur de la paroi stomacale qui, on le sait, et je l'ai maintes fois constaté au cours de mes interventions, varie avec les individus. Chez certains sujets, les parois de l'estomac sont tellement minces qu'il est matériellement impossible de créer un trajet musculo-muqueux capable de recevoir un tube d'un numéro supérieur à 16. D'autres fois, et c'est, il faut en convenir, le cas le plus rare, on tombe sur des estomacs à parois suffisamment charnues pour qu'on puisse, sans difficulté ni tiraillements, enfermer entre la musculeuse et la muqueuse une sonde de Nélaton portant le n° 19 et même 20. Mais, dans la majorité des cas, il ne faut pas compter dépasser le n° 17. C'est le calibre que j'ai utilisé chez presque tous mes opérés.

On obtient ainsi un trajet *intra-pariétal*, un véritable canal *musculo-muqueux*, long de 6 centimètres au moins, lequel, une fois que les adhérences se sont constituées, que la sonde aura été enlevée et la cicatrisation de toutes les parties obtenues, permettra d'alimenter le malade sans redouter le moindre épanchement de suc gastrique ni celui des liquides introduits dans l'estomac ; dans l'intervalle des repas, les deux parois, antérieure et postérieure du canal, s'adossent et restent intimement accolées, *grâce à l'intervention des éléments musculaires compris* dans l'épaisseur de la paroi antérieure.

CinquIÈme temps : *Fermeture de la paroi abdominale.* — Dans le procédé décrit par Marwedel et adopté sans modification par son maître, Czerny, l'estomac étant directement fixé aux lèvres de la *plaie cutanée,* il ne pouvait être question de suturer la paroi abdominale ; *ce*

temps de l'opération m'est donc rigoureusement per-
sonnel.

J'avoue, cependant, ne pas saisir les raisons qui ont
déterminé les chirurgiens de Heidelberg à laisser la plaie
stomacale à fleur de peau, exposée aux attouchements du
malade, aux frottements et aux souillures extérieurs. Il m'a
semblé plus logique et plus prudent de régler l'intervention
de telle sorte qu'il fût possible de réduire la plaie opératoire à un simple orifice cutané : c'est ce qu'il m'a été
donné de réaliser le plus facilement du monde.

Au lieu de comprendre, dans les sutures chargées de
fixer l'estomac à la paroi abdominale, toute l'épaisseur du
plan musculaire, je me borne, comme on l'a vu plus haut
(p. 57), à n'intéresser, dans mon surjet, que les *faisceaux
musculaires les plus profonds*, et, partant, les plus voisins
de la séreuse pariétale, ce qui me permet d'utiliser la
couche musculaire superficielle et d'obtenir ainsi une occlusion plus complète et plus solide de la brèche épigastrique. Il résulte de cette disposition que la fermeture de
l'abdomen se trouve ainsi assurée par deux étages de sutures : *sutures musculaires et sutures cutanées.*

Les sutures musculaires sont exécutées avec du catgut
assez fort (n° 2 ou 3) appliqué en surjet ou en points séparés ; quant aux sutures cutanées, je les fais avec du crin
de Florence, en les disposant sur deux plans : *un plan
superficiel et un plan profond ;* l'opération est alors terminée ; il ne reste plus qu'à fixer la partie émergeante de
la sonde aux bords de l'orifice cutanée par *deux* points
de suture au *crin,* en ayant soin d'enfoncer l'aiguille à
une assez grande distance du bord libre de cet orifice, afin

de prévenir la section de la peau par les crins. Cette précaution est loin d'être superflue, car, quelle que soit la solidité du lien qui fixe l'extrémité inférieure de la sonde à la muqueuse de l'estomac, elle n'est pas toujours suffisante pour résister aux tractions involontaires que l'on

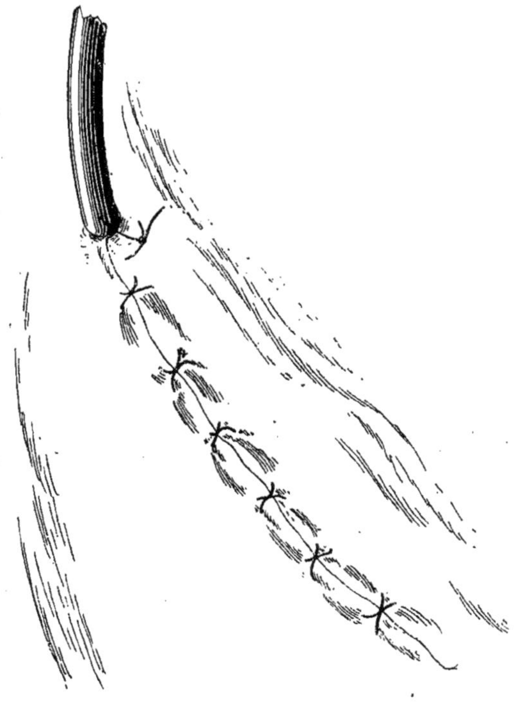

Fig. 4

Opération terminée.

exerce sur celle-ci toutes les fois qu'il s'agit d'injecter les liquides alimentaires dans l'estomac des opérés (fig. 4).

Avant de procéder au pansement, il est indispensable

d'oblitérer la lumière de la sonde par l'application d'une pince à forcipressure ou d'une ligature avec un fil de soie, afin de prévenir le reflux du suc gastrique ou celui des aliments que l'on aura introduits dans la cavité stomacale.

Y a-t-il avantage à laisser la partie libre de la sonde en dehors du pansement, ou bien vaut-il mieux, par mesure de prudence, la mettre hors de la portée du malade, en la comprenant dans l'intérieur du pansement ? A mon avis, il est incontestablement préférable de pouvoir disposer facilement de la sonde sans avoir besoin de déranger le pansement plusieurs fois par jour. Quant aux dangers qui peuvent résulter des attouchements de la sonde par le malade, ils sont plus fictifs que réels, car il est toujours possible de la dissimuler dans un repli du bandage de corps.

DURÉE DE L'OPÉRATION

On a accusé les nouvelles manières de faire la gastrostomie d'avoir une durée trop longue et d'être d'une exécution tant soit peu compliquée. Ce reproche me paraît excessif ; dans tous les cas, il n'est rien moins que fondé en ce qui concerne le procédé de Marwedel.

C'est un fait généralement admis, que toute opération que l'on pratique pour la première fois risque de marcher moins vite et moins bien que celles que l'on a depuis longtemps dans la main ; pourquoi la gastrostomie ferait-elle exception à cette règle ? Il m'a fallu 1 heure 10 minutes pour opérer mon premier malade ; je reconnais que c'est un peu long ; mais, à mesure que je me suis familiarisé avec le manuel opératoire, la durée de l'intervention a diminué très rapidement : en me pressant un peu, chez des sujets très affaiblis, j'ai réussi trois fois à tout expédier en 25 ou 30 minutes.

On trouvera, peut-être, que c'est encore trop long pour une opération d'urgence, destinée à des individus cachectisés ; on ne manquera pas, sans doute, de m'opposer la brillante simplicité de la méthode classique qui, elle, peut être achevée en un tour de main !

Je n'aurais pas beaucoup de peine à réfuter ces objections un peu téméraires : il me suffira de rapporter ici certains chiffres consignés par MM. TERRIER et LOUIS dans un travail relatif à 5 gastrostomies faites d'après la vieille méthode (1). Trois de ces opérations ont exigé 1 heure de temps ; la quatrième n'a été terminée qu'au bout de 1 heure et demie ; seule la cinquième n'a duré que 40 minutes.

On voit donc que le procédé simple par excellence, le procédé classique lui-même, exige encore un nombre respectable de minutes !

---

(1) TERRIER et LOUIS. *Revue de Chirurgie*, 1891, p. 308.

SOINS CONSÉCUTIFS

Toutes les fois qu'en est appelé à intervenir chez des individus profondément cachectisés, privés de nourriture depuis deux ou trois jours, et uniquement sustentés par des lavements alimentaires, il ne faut pas hésiter à introduire des aliments liquides dans l'estomac au moyen de la sonde placée à demeure, et cela, le jour même de l'opération, quatre ou cinq heures après que celle-ci a été exécutée : Czerny et Marwedel ne voient même aucun inconvénient à utiliser la bouche stomacale dès que l'intervention est terminée. J'avoue n'avoir pas encore osé imiter leur exemple ; j'estime qu'il est peut-être plus prudent d'attendre quelques heures.

Dans les cas de gastrostomie précoce, chez des sujets relativement jeunes et encore vigoureux, j'ai laissé l'estomac au repos jusqu'au lendemain, en me contentant de prescrire des injections sous-cutanées de sérum artificiel (5oo grammes), des lavements nutritifs, et, dans certaines circonstances, deux ou trois piqûres de caféine (en tout 1 gramme).

Mais lorsque j'ai eu affaire à des sujets très affaiblis et pour ainsi dire inanitiés, il a bien fallu me résigner à injecter des liquides nutritifs dans l'estomac au bout de quelques heures, quatre ou cinq heures au plus tard, sous peine de compromettre le but principal de mon opération, c'est-à-dire la vie de mon malade. Dans ces conditions, la conduite la plus sage consistera à procéder par faibles quantités à la fois, 100 grammes de liquide au maximum, mais en renouvellant ces petits repas toutes les deux heures; les aliments les plus recommandables, en pareils cas, sont le lait, le bouillon, le vin de bagnols; on pourra administrer aussi du champagne et du cognac ou du rhum.

En attendant le moment opportun de procéder à ce gavage, j'ai toujours pris la précaution de stimuler le malade, de soutenir ses forces, en pratiquant des injections sous-cutanées de sérum artificiel (800 grammes à 1 litre), des piqûres de caféine (1 à 2 grammes suivant la gravité du cas) ou même des injections sous-cutanées de cognac (1 gramme répété toutes les heures). Chez quelques-uns de mes opérés, la situation était tellement désespérée, que je dus me résoudre à recourir aux injections intra-veineuses de sérum artificiel (1,200 grammes). Ces moyens m'ont toujours réussi, sauf pour le malade de l'observation III, qui succomba dès le lendemain, malgré les soins les plus empressés.

Pour alimenter les opérés, on pourra se servir indifféremment d'une seringue ou bien d'un entonnoir en verre terminé par un tube de caoutchouc long de 1 mètre, et dont l'extrémité libre est munie d'une canule métallique fine. Si l'on adoptait le premier de ces deux moyens, la seringue stérilisable de Guyon me paraît être l'instrument de choix, car elle est facile à nettoyer, à maintenir propre, et commode à manœuvrer; il suffira de lui adapter un embout correspondant au calibre de la sonde portée à demeure par le patient. L'usage de la seringue offre un autre avantage : il permet de développer au-devant du piston une pression suffisante pour déboucher la sonde au cas où il arriverait à celle-ci d'être momentanément obstruée par un caillot de lait ou par un grumeau alimentaire, manœuvre qu'il serait absolument impossible d'exécuter si l'on se servait de l'entonnoir.

Au bout de combien de temps convient-il d'enlever la sonde placée à demeure le jour de l'opération ? CZERNY et MARWEDEL ne la laissant pas en place plus de 6 à 8 jours. J'ai cru devoir imiter leur exemple. Cette petite manœuvre est très facile à exécuter à ce moment-là, car le fil de catgut, qui fixe l'extrémité inférieure de la sonde à la muqueuse gastrique, est complètement résorbé; il suffira donc de couper les deux crins superficiels et d'exercer quelques légères tractions sur la sonde pour le voir céder immédiatement.

A partir de cette date, il ne sera plus nécessaire de la réintroduire dans l'estomac qu'au moment des repas ; dans l'intervalle de ceux-ci, le pansement de la bouche stomacale consistera dans l'application d'un simple tampon de coton hydrophile, qui sera maintenu en place par un bandage de corps aussi léger que possible. En enlevant ce pansement pour procéder à l'alimentation du malade, il sera facile de constater que l'occlusion du canal musculo-muqueux s'effectue d'une manière parfaite, car c'est à peine si la ouate qui protège l'orifice de la fistule se trouve souillée par quelques gouttes échappées de la cavité stomacale. Quant à la paroi abdominale, *je ne l'ai jamais vue présenter la moindre trace d'irritation* ni aucune autre lésion attribuable à l'écoulement de suc gastrique.

Vers le quinzième ou dix-huitième jour de l'opération, les malades peuvent quitter l'hôpital, car ils ont fini par apprendre à s'alimenter eux-mêmes sans aucune difficulté. D'ailleurs, il n'est nullement indispensable de multiplier les repas des gastrostomisés, ni de les condamner à ingérer leur nourriture par petites fractions : un tel régime n'est de mise que pendant les 8 ou 10 premiers jours qui suivent l'intervention ; mais, à partir de cette date, il n'y a vraiment pas de raison pour obliger les patients à faire 8 ou 10 repas par jour : quatre repas suffisent amplement, car il n'y a absolument pas d'inconvénient à injecter à la fois 800 et même 1,000 grammes de liquide alimentaire (lait, œufs battus, bouillon, vin, bière, huile, etc.), et, pourvu qu'on ait la précaution de ne pas distendre l'estomac outre mesure, ce n'est certainement pas la masse ingérée qui peut mettre obstacle à l'occlusion parfaite de la fistule musculo-muqueuse.

Bien que je n'aie pas encore eu l'occasion de l'essayer, j'estime qu'il y aurait avantage, au bout d'un certain temps, à se passer de la sonde pour alimenter les opérés ; il vaudrait peut-être mieux se borner à introduire l'extrémité de la seringue, à 1 ou 2 centimètres de profondeur, dans l'orifice du trajet fistuleux. Cette manière de procéder me semble surtout commode dans les cas où l'on aurait pris l'habitude de se servir de l'entonnoir, car, dans ces conditions, toute la manœuvre se réduirait à glisser dans le canal, la moitié de la fine canule métallique qui termine le tube de caoutchouc. En agissant ainsi, on se dispenserait d'introduire plusieurs fois par jour un corps étranger dans la cavité de l'estomac.

Avant d'en finir avec cette question de l'alimentation, je n'aurais garde de passer sous silence un point de détail qui mérite, à coup sûr, d'attirer l'attention : je veux parler de la tendance que présente le canal intra-pariétal à se rétrécir de plus en plus. Cet inconvénient a été signalé dans la plupart des procédés de gastrostomie.

Chez les malades opérés d'après la méthode de MARWEDEL, cette tendance à la sténose progressive ne m'a paru évidente que dans la traversée de la portion pariétale du canal, tandis que le segment stomacal proprement dit s'est toujours montré facilement perméable à la sonde molle ou à la canule métallique ; le point le plus rétréci siège constamment au niveau de l'orifice cutané. Pour se rendre compte de cette différence de calibre, il suffira de se livrer à la petite manœuvre suivante : on essayera d'abord de passer avec la sonde habituelle ; si cette tentative échoue, il sera très facile de dilater l'entrée du canal en écartant les deux branches d'une pince hémostatique dont la pointe aura été préalablement introduite dans la fistule à une profondeur de deux centimètres ; si l'on essaye alors de passer avec la sonde employée en premier lieu, on reconnaît que le canal est perméable dans le reste de son étendue jusque dans la cavité stomacale. Cette petite expérience montre bien que c'est la partie extra-gastrique de la fistule qui empêchait de passer, puisqu'il a suffi de faire porter la dilatation sur ce seul point pour rendre le canal accessible à la sonde dans toute son étendue.

Je dois, d'ailleurs, ajouter tout de suite que cette tendance à la sténose ne m'a jamais causé d'ennuis sérieux ; il est, en somme, très facile d'y remédier soit en employant le petit artifice que je viens d'indiquer, soit en laissant, pendant quelques heures, la sonde à demeure dans le canal. C'est la conduite adoptée et recommandée par MARWEDEL et par CZERNY ; l'usage des tiges de laminaire, conseillé par quelques auteurs, me paraît plus nuisible qu'utile à cause de la douleur que leur séjour prolongé ne manque jamais de provoquer ; je n'ai pas encore eu besoin d'y recourir, mais je ne nie pas que ce dernier moyen ne puisse rencontrer des indications.

OBSERVATIONS PERSONNELLES

OBSERVATION I

Émile D..., 54 ans, tonnellier, entre, le 13 Octobre 1897, dans le service de M. Richelot, lit n° 25, à l'hôpital Saint-Louis.

Depuis 6 mois, difficulté progressive de la déglutition. L'exploration de l'œsophage par la sonde à bout olivaire révèle la présence d'un obstacle absolument infranchissable au niveau du *tiers supérieur* de ce conduit.

Vu le début insidieux du mal, l'amaigrissement progressif du patient, qui a abouti, aujourd'hui, à un état cachectique des plus marqués, vu aussi l'absence de toute cause ayant pu déterminer un rétrécissement cicatriciel, on porte le diagnostic de sténose cancéreuse.

Depuis 8 jours, le malade a toutes les peines du monde à avaler un verre de lait par jour ; sa faiblesse est extrême ; pouls petit, voix éteinte, extrémités fraîches. Il réclame, avec insistance, une intervention.

Le lendemain, 14 Octobre, sur le conseil de M. Richelot, qui veut bien m'autoriser à intervenir, je me décide à exécuter, pour la première fois, l'opération de Marwedel.

Ouverture de l'abdomen, suivant les règles indiquées plus haut (p. 53). L'estomac est tout petit, ratatiné et comme plaqué contre le rachis. Je réussis cependant à l'attirer entre les lèvres de la plaie et je le fixe par des *points séparés à la soie fine,* comprenant le péritoine pariétal et le plan musculo-aponévrotique ;

ensuite, incision, longue de 6 centimètres, n'intéressant que le plan musculo-séreux de la paroi stomacale ; la dissection des deux lèvres de cette incision est assez laborieuse, car je redoute, à chaque instant, de traverser la muqueuse ; je parviens, néanmoins, à disséquer ma gouttière musculo-muqueuse sans encombre ; hémorragie tout à fait négligeable ; je ponctionne alors la muqueuse à l'angle inférieur de la plaie stomacale, et, à travers l'orifice ainsi obtenu, je glisse, dans la cavité de l'estomac, une sonde de Nélaton (n° 18), que je fais pénétrer à une profondeur de 2 centimètres, et que je fixe à la muqueuse par un point au catgut (n° 1). Après avoir couché le reste de la sonde dans la gouttière musculo-muqueuse, je rabats sur elle les deux lambeaux séro-musculaires, dont j'affronte solidement les bords par six points séparés (soie fine), de manière à le recouvrir complètement. Ce temps délicat terminé, je rapproche les deux bords du plan musculaire sus-jacent, que je réunis solidement par un surjet au catgut n° 3 ; enfin, j'affrontai les lèvres de la plaie cutanée avec des crins de Florence. Il ne restait plus qu'à fixer la sonde à la peau, au niveau de son point d'émergeance, à l'aide d'un crin de Florence.

Pansement aseptique. L'occlusion temporaire de la lumière de la sonde fut assurée par l'application d'une pince hémostatique.

Durée de l'opération : 1 h. 10 minutes.

Le malade est très affaibli ; pouls petit et fuyant. On pratique des injections de sérum artificiel sous la peau (800 grammes à la fin de l'opération, puis 1,500 grammes dans l'après-midi), et quelques piqûres de caféine (1^{gr},50).

Le 14 Octobre, soir : température $37°$,2 ; le pouls est bien meilleur ; facies assez satisfaisant. On introduit dans l'estomac 200 grammes d'un mélange de champagne et de lait.

Le 15 Octobre, matin : température $37°$,4 ; pas de vomissement, pas de ballonnement, pas de sensibilité abdominale à la palpation ; l'état du pouls est satisfaisant, mais les mouvements respiratoires sont un peu précipités. On lui administre, par la

sonde, environ 300 grammes de champagne et de lait ; injections
de sérum artificiel (800 grammes).

Le 15 Octobre, soir : température 37°,4. Même état.

Le 16 Octobre, matin : même état, même traitement, température 37°,5.

Le soir : température 37°,6, dyspnée plus marquée ; pas de
vomissements, mais pouls plus rapide. Le malade meurt dans la
nuit, au milieu d'un accès de suffocation.

Autopsie. — Cancer de l'œsophage au-dessous du cricoïde.
Pas trace de péritonite ; on trouve l'estomac très solidement fixé
à la paroi ; le canal musculo-muqueux est intact dans toute son
étendue ; l'orifice de la gastrostomie siège sur la face antérieure,
à 4 travers de doigt du pylore ; le trajet intra-pariétal est long
de 6 centimètres.

OBSERVATION II

François M..., 48 ans, menuisier, entre, le 14 Décembre
1897, dans le service de M. Richelot, lit n° 26, à l'hôpital Saint-
Louis.

Ce malade se trouve déjà dans un état de cachexie avancée ;
son affection a débuté, il y a 10 mois environ, par une dysphagie
progressivement croissante, qui, depuis 5 jours, est devenue à
peu près absolue : les liquides passent encore, mais avec beaucoup de peine et en déterminant de vives douleurs que le malade
localise à la partie inférieure du larynx. Pouls petit, mais régulier et assez bien frappé. En introduisant une sonde exploratrice
dans l'œsophage, on rencontre un obstacle, infranchissable, *dans
le tiers supérieur de l'œsophage.*

Le patient hésitant à se faire opérer, on est obligé d'attendre
jusqu'au 20 Décembre ; pendant ce temps, on lui administre des
lavements alimentaires et des injections sous-cutanées de sérum
artificiel (500 grammes par jour).

Le 20 Décembre 1897. — Opération : gastrostomie par le
procédé de Marwedel. L'estomac est tout petit et rétracté ; il est

fixé à la paroi par un surjet au catgut n° 1 ; on introduit dans l'estomac une sonde de Nélaton n° 18.

Chez ce malade, au lieu de soie, je me suis servi de catgut n° 1 pour toutes les sutures intéressant l'estomac. Je ne manquai pas non plus de suturer le muscle de la paroi par un surjet au catgut n° 3.

Réunion de la peau aux crins de Florence et fixation de la portion émergeante de la sonde à la peau à l'aide d'un crin. Pansement aseptique. La lumière de la sonde est fermée au moyen d'une pince hémostatique.

Le soir : température 37°,3. Pouls satisfaisant ; pas de vomissements. Injections intra-veineuses du sérum (1,200 grammes). Nuit assez calme.

Le 21 Décembre, matin : temp. 37°,4. Pas de ballonnement, pas de nausées. Facies assez bon. On injecte dans l'estomac, à trois reprises dans la journée, 300 grammes d'un mélange de champagne et de lait. Injection de sérum artificiel (800 grammes).

Soir : temp. 37°,5. Le malade est calme.

Les jours suivants, amélioration assez sensible de l'état général ; la plaie opératoire va tout à fait bien. L'alimentation par la sonde se fait d'une manière régulière ; le malade se sent moins faible qu'avant l'opération.

Le 28 Décembre. — La sonde est enlevée, elle n'est de nouveau introduite qu'au moment des repas. L'estomac garde bien les aliments liquides qu'on introduit dans sa cavité (lait, bouillon, œufs battus, champagne, vin) ; pas le moindre écoulement de suc gastrique : autour de l'orifice de la fistule, les téguments sont absolument intacts ; dans l'intervalle des repas, on se contente d'appliquer sur la fistule un tampon d'ouate hydrophile maintenu par un bandage.

Le 2 Janvier 1898. — Le trajet de la fistule est légèrement rétréci ; pour le dilater, on laisse la sonde à demeure pendant quelques heures. État général assez satisfaisant ; mais les forces ne reviennent pas vite. Le malade tousse beaucoup ; on lui applique des ventouses sèches.

Le 8 Janvier 1898. — Même état.

Le 15 Janvier 1898. — Pour combattre la tendance que présente la fistule à se rétrécir, on est obligé de laisser, tous les 4 jours, la sonde à demeure pendant quelques heures.

La continence de l'estomac ne s'est pas démentie un seul jour.

Le 25 Janvier 1898. — Malgré un gavage régulier et abondant, les forces du malade déclinent sensiblement.

Eschares fessière et sacrée ; toux opiniâtre ; expectoration muco-purulente abondante.

Le 30 Janvier 1898. — Mort dans le marasme.

Autopsie. — Cancer de l'œsophage au niveau du cricoïde. Pas de péritonite. Les attaches de l'estomac avec la paroi sont intimes et solides. L'orifice de la gastrostomie siège vers la partie moyenne de la face antérieure mais plus près du pylore ; le trajet du canal est long de 5 centimètres.

OBSERVATION III

(Malade gracieusement cédé par M. L. Picqué, chirurgien de la Maison Dubois.)

P. X..., âgé de 53 ans, entre à l'hôpital Dubois, dans le service de M. Picqué, le 26 Décembre 1897.

Sténose cancéreuse siégeant vers le tiers inférieur de l'œsophage ; dysphagie absolue ; cachexie extrêmement prononcée. La gastrostomie s'impose. M. Picqué veut bien me passer le bistouri.

Le 27 Décembre 1897. — Gastrostomie par le procédé de Marwedel. Incision parallèle au rebord costal gauche. Création d'un trajet intra-pariétal musculo-muqueux ; mise à demeure d'une sonde molle de Nélaton (n° 17). Réunion de la peau aux crins de Florence ; pas de sutures des muscles de la paroi abdominale. Pansement iodoformé.

Durée de l'opération : 40 minutes.

Dans la journée, injections de sérum artificiel, piqûres de caféine, d'éther.

Mort dans la nuit.

Autopsie refusée.

OBSERVATION IV

Nicolas L..., 47 ans, opticien, entre à l'hôpital Saint-Louis, le 3o Janvier 1898, dans le service de M. Richelot, lit n° 26.

Cancer siégeant au niveau du *tiers supérieur* de l'œsophage et donnant lieu à une sténose complètement infranchissable. Le début de la dysphagie remonterait à 6 mois ; elle est actuellement absolue ; les liquides eux-mêmes ne passent plus. Émaciation squelettique, coloration jaune paille des téguments, cachexie. Pas de lésions pulmonaires ni cardiaques appréciables.

Le 5 Février 1898. — Gastrostomie par le procédé de Marwedel. En allant à la recherche de l'estomac, je sens, au niveau du pancréas, une longue chaîne de ganglions néoplasiques.

L'estomac est fortement rétracté contre le rachis, mais je n'ai aucune peine à le reconnaître ; je l'attire en avant ; l'épaisseur de sa paroi antérieure est suffisante pour permettre de créer, sans difficulté, une fistule musculo-muqueuse longue de 6 centimètres, facilement perméable à une sonde de Nélaton, n° 17.

Suture de la paroi abdominale en deux étages ; réunion des muscles par un surjet au catgut (n° 3) ; réunion de la peau aux crins de Florence. Pansement aseptique.

Durée de l'opération : 4o minutes.

Dans la journée. — Injection intra-veineuse de sérum artificiel (1,200 grammes), piqûres de caféine (1 gramme) ; alimentation au moyen de la sonde : lait, champagne. La nuit, piqûre de morphine.

Le 6 Février. — Pas de fièvre, pas de réaction péritonéale, mais faiblesse générale très grande. Nouvelles injections de sérum artificiel (1,200 grammes). Insomnie très pénible. Morphine.

Le 7 Février. — Même état. Pas de fièvre.

Le 8 Février. — L'abattement a augmenté. Pas de fièvre.

Le 9 Février. — Mort.

Autopsie. — L'adhérence entre la paroi et l'estomac est parfaite. Pas trace de péritonite. L'orifice de la fistule siège vers la partie moyenne de la face antérieure de l'estomac, mais plus près du pylore que du cardia.

OBSERVATION V

(Malade aimablement cédé par M. C. Fernet, médecin de l'hôpital Beaujon.)

Étienne A..., 70 ans, employé, entre, le 10 Février 1898, à l'hôpital Saint-Louis, dans le service de M. Richelot, lit n° 28.

Sténose cancéreuse de l'œsophage siégeant vers le *tiers infé-rieur* du conduit ; le début de la dysphagie remonterait à 3 mois ; le malade peut avaler les liquides, mais au prix d'efforts parfois assez pénibles ; les solides ne passent plus du tout depuis 15 jours. État général très satisfaisant ; rien au cœur ni aux poumons. Pas de cachexie, mais amaigrissement sensible depuis le début de la dysphagie.

Le 14 Février 1898. — Gastrostomie par le procédé de Mar-wedel. Inutile d'insister sur l'opération qui fut exécutée sans le moindre incident. Incision de la paroi abdominale longue de 8 centimètres ; canal intra-pariétal long de 6 centimètres ; sonde à demeure, n° 17. Suture de la paroi abdominale en deux étages ; muscles et peau.

Durée de l'opération : 40 minutes.

Le soir. — Température, 37°,3. Nuit calme.

Le 15 Février. — Température 37°,5. État général et local excellent. Première alimentation par la sonde : lait, bouillon, champagne.

Le 16 Février. — Le malade se lève et se met dans un fauteuil pour lire son journal.

Le 20 Février. — J'enlève la sonde. La continence de l'estomac est absolue.

Les jours suivants, le malade se promène dans les salles ; il absorbe par la sonde jusqu'à 3 litres de liquide par jour : lait, œufs battus, etc.

La continence de l'estomac est irréprochable.

Le 20 Mars. — Le malade tousse beaucoup depuis deux jours ; il se sent plus faible et n'a pas d'appétit. Rien d'appréciable à l'auscultation.

Le 25 Mars. — Mort après une courte agonie.

Autopsie. — Pneumonie du sommet droit. Sténose cancéreuse à 6 ou 7 centimètres du cardia.

OBSERVATION VI

Adrien S..., 61 ans, employé, entre, le 17 Février 1898, à l'hôpital Saint-Louis, dans le service de M. Richelot, lit n° 3.

Cet homme se plaint d'une dysphagie, qui aurait débuté il y a 2 ou 3 mois, et qui s'accentue tous les jours. L'état général est relativement bon, l'appétit conservé ; cependant le malade déclare qu'il a considérablement maigri depuis qu'il *avale mal.*

Chez lui, la dysphagie est remarquablement intermittente ; à certains moments, la déglutition des aliments solides est impossible pendant plusieurs jours ; d'autres fois, les liquides eux-mêmes ont de la peine à passer, ou même ne passent pas du tout ; puis tout rentre dans l'ordre ou à peu près. Mais il n'en est pas moins certain que, depuis un mois, il persiste une sensation de gêne permanente pendant le passage du bol alimentaire, et cela même pendant les phases de rémission.

Le cathétérisme révèle un obstacle permanent, mais franchissable pour les petites olives, vers le *tiers inférieur* du conduit œsophagien. En présence de ces quatre signes : dysphagie, rétrécissement, amaigrissement et affaiblissement, âge avancé du malade, le doute n'était plus permis ; il ne pouvait s'agir que d'une sténose cancéreuse. Une intervention s'imposait.

Le 23 Février 1898. — Gastrostomie par le procédé de Marwedel. Rien de particulier à dire des différentes phases de l'opération. L'estomac est à peine rétracté. L'établissement de la fistule musculo-muqueuse intra-pariétale s'effectue avec la plus grande facilité ; on place à demeure une sonde molle n° 17. Réunion de la paroi en deux étages : muscles et peau. Pansement aseptique.

Durée de l'opération : 35 minutes.

Suites excessivement bénignes. On n'a recours à l'alimentation par la sonde que le troisième jour, le malade pouvant avaler du lait et du bouillon sans trop de peine. La sonde est enlevée le septième jour. La plaie est cicatrisée.

Le 3 Mars. — La continence de l'estomac est parfaite. Le malade se lève depuis 5 jours ; ses forces reviennent ; le spasme œsophagien a singulièrement diminué ; cependant, les solides, la viande, ne passent pas sans le faire souffrir.

Le 20 Mars. — Le malade rentre chez lui : maintenant, il sait introduire lui-même sa sonde et peut s'alimenter très facilement. Il vient me voir à Saint-Louis une fois par semaine ; la dysphagie persiste toujours sans aggravation appréciable. Deux ou trois fois par semaine, le malade se trouve subitement dans l'impossibilité absolue d'avaler les aliments solides ; le passage des liquides eux-mêmes lui est extrêmement pénible ; dans ces moments de crise, il a aussitôt recours à sa bouche stomacale, qui lui permet de se sustenter sans éprouver aucune souffrance ; puis, dès que le spasme a disparu, il recommence à se nourrir par la voie œsophagienne, bien que la gêne de la déglutition ne disparaisse jamais complètement. Quant à la fistule gastrique, *elle continue à fonctionner d'une manière irréprochable, la continence de l'estomac est absolue, la paroi abdominale indemne de toute irritation.* Pour tout pansement, il se contente d'appliquer sur l'orifice du trajet un tampon de coton hydrophile maintenu par une ceinture de flanelle.

Il convient cependant d'attirer l'attention sur un inconvénient inhérent au procédé, et dont j'ai déjà parlé au chapitre des *Soins consécutifs* ; il s'agit de la tendance au rétrécissement que présente le canal intra-pariétal. Pour s'opposer à cette sténose progressive, quoique très lente, le malade se contente de laisser sa sonde à demeure pendant quelques heures et cela tous les 3 ou 4 jours. Cette petite précaution suffit toujours.

Juin. — Le malade continue à venir à l'hôpital une fois par semaine ; la continence ne s'est pas encore démentie une seule fois. État général satisfaisant.

Le 3 Juillet. — Le malade continue à aller bien.

OBSERVATION VII

(Malade obligeamment cédé par M. P. Bazy, chirurgien de l'hôpital
Saint-Louis.)

Lucien P..., 64 ans, cocher, entre à Saint-Louis, le 21 Février 1898, dans le service de M. Bazy, lit n° 54.

Sténose cancéreuse de l'œsophage datant de 3 mois et accompagnée d'amaigrissement, de perte de forces, etc. Le cathétérisme permet de localiser la stricture dans le *tiers inférieur* du canal. Dysphagie absolue pour les solides, depuis environ 1 mois; les liquides passent encore, mais il se produit, assez souvent, des spasmes qui rendent l'alimentation, sinon impossible, du moins très douloureuse. Le malade réclame une intervention.

Les sommets sont plus que douteux. Rien au cœur; pas de sucre ni d'albumine dans les urines. État général satisfaisant.

Le 2 Mars 1898. — Gastrostomie par le procédé de Marwedel. — Incision habituelle de la paroi abdominale. L'estomac est fortement rétracté et ratatiné; ses parois ne sont pas amincies. On installe dans le canal musculo-muqueux une sonde de Nélaton n° 17. Réunion de la peau aux crins; pas de sutures musculaires.

Durée de l'opération : 40 minutes. — Injections de sérum artificiel sous la peau.

On alimente le malade par la sonde, dès le lendemain : lait, bouillon, vin. Piqûres de caféine.

Le 4 Mars. — Pouls meilleur, pas de fièvre; l'état des sutures est excellent. L'alimentation par la bouche stomacale s'opère facilement. Le malade tousse et crache beaucoup. Ventouses. Piqûres de morphine. — Les jours suivants, l'amélioration persiste et s'accentue; on enlève la sonde le 7e jour. La continence de l'estomac est parfaite; le malade reprend des forces et se déclare satisfait.

Le trajet intra-pariétal offre une légère tendance à se rétrécir; pour parer à cet inconvénient, on laisse, tous les 3 ou 4 jours, la sonde à demeure pendant quelques heures ; le malade supporte cette petite manœuvre sans s'en plaindre le moins du monde ; le séjour de la sonde ne sollicite nullement le contenu stomacal à refluer au dehors ; *la continence de cet organe continue à être absolue.*

Un fait sur lequel je désire attirer l'attention, et que je signale aussi chez l'opéré de l'observation VI, c'est l'atténuation transitoire de la dysphagie constatée après l'établissement de la bouche stomacale. Depuis que ce malade a été opéré, il lui arrive encore assez souvent de pouvoir dégluter des aliments solides sans en ressentir trop de douleur : cette rémission peut se maintenir, parfois, deux ou trois jours, puis elle disparaît subitement pour faire place au spasme, à un spasme terrible, qui s'oppose même au passage des liquides.

Avril. — L'amélioration des forces persiste ; le malade se lève depuis longtemps ; il se sent beaucoup plus à l'aise. *La continence de l'estomac ne s'est pas encore démentie une seule fois.*

Mai. — L'état général est toujours satisfaisant ; mais le spasme œsophagien se répète beaucoup plus souvent, depuis quelques jours. La bouche stomacale continue à bien fonctionner.

Juin. — Le spasme œsophagique a presque entièrement disparu ; le malade peut avaler des aliments solides, à la condition qu'ils soient en petits fragments et pas trop durs.

L'état général est très satisfaisant.

La continence de l'estomac est absolue.

Le 1ᵉʳ Juillet. — Même état satisfaisant.

OBSERVATION VIII

(Malade obligeamment cédé par M. Tennesson, médecin à l'hôpital Saint-Louis.)

Paul S., 62 ans, entré, le 28 Mars 1898, à l'hôpital Saint-Louis, dans le service de M. Richelot, lit n° 25.

Sténose cancéreuse de l'œsophage siégeant sur *le tiers in-*

férieur de ce conduit ; le mal aurait débuté il y a 2 ou 3 mois au dire du patient. Depuis 20 jours, dysphagie pour les solides ; depuis 4 jours, les liquides eux-mêmes ne passent que d'une manière intermittente. État général mauvais ; rien d'appréciable du côté du poumon ni du cœur.

Le 29 Mars 1898. — Gastrostomie par le procédé de Marwedel. — Incision habituelle de la paroi ; l'estomac n'est nullement rétracté, ses parois sont remarquablement charnus ; je réussis à fixer une portion de la paroi antérieure assez voisine de la grande courbure. Après incision de la tunique musculo-séreuse, la muqueuse se laisse très facilement dédoubler, de sorte que je réussis à décoller deux lambeaux séro-musculaires larges, chacun, de près de deux centimètres, ce qui me permet d'utiliser une sonde de Nélaton d'assez gros calibre (n° 19).

Suture de la paroi abdominale en 2 étages : muscles et peau. Pansement aseptique,

Durée de l'opération : 35 minutes.

Le 30 Mars 1898. — État général très satisfaisant ; le malade ne souffre nullement ; pouls excellent, première alimentation par la sonde : lait, bouillon et champagne.

Le 31 Mars. — Le matin : état général et local satisfaisants.

Le 1er Avril. — Hémiplégie droite ; stupeur. La ligne des sutures est irréprochable ; on continue l'alimentation par la sonde. 1 gramme de KI.

Le 4 Avril. — Même état ; la plaie paraît solidement réunie ; j'ai l'imprudence d'enlever les crins. Le malade est sorti de sa stupeur ; la paralysie paraît rétrocéder.

Le 6 Avril. — En défaisant le pansement, je constate que la plaie est complètement désunie, sans trace d'inflammation, ni de suppuration.

N'apercevant pas, au fond de cette plaie, l'orifice de la bouche stomacale que je m'attendais à trouver, je vais doucement à sa découverte à l'aide d'une sonde cannelée ; en faisant glisser l'instrument de haut en bas et de droite à gauche, celui-ci ne tarde pas à s'engager dans un trajet, que je reconnais bientôt

n'être autre que la fistule intra-pariétale de la gastrostomie ;
en retirant la sonde cannelée, l'orifice disparut de nouveau ; j'eus
alors l'idée d'injecter 3oo grammes de lait, que le malade sentit
parfaitement arriver dans son estomac ; en continuant ainsi à injecter du lait, l'estomac ne tarda pas à se remplir et le liquide
commença à sourdre autour des parois de la sonde, tandis que le
malade avait des régurgitations et accusait un goût de lait dans la
bouche. Je m'empressai alors de retirer la sonde ; l'orifice du trajet
se ferma automatiquement et le lait cessa aussitôt de se répandre
hors de l'estomac. Cette observation me paraît tout à fait concluante, et, jusqu'à preuve du contraire, je reste convaincu que
la paroi antérieure musculo-séreuse du trajet intra-périétal,
s'adosse exactement à la paroi postérieure, cellulo-muqueuse, en
remplissant le rôle d'une véritable soupape ou d'un clapet. Tous
les jours, jusqu'à la mort de mon opéré, j'ai eu soin de renou-
veler cette petite expérience, et l'efficacité de cette fermeture automatique ne s'est pas démentie une seule fois. Pour ma part, je
ne crois pas avoir le droit d'en demander plus.

Du 6 au 18 Avril. — Même état.

Le 19 Avril. — Nouvel ictus apoplectique et mort.

Pas d'autopsie.

OBSERVATION IX

(Ce malade m'a été gracieusement cédé par M. Rochard, chirurgien des
Hôpitaux.)

Joseph M..., 61 ans, comptable, entre à Lariboisière, le 28
Mars 1898, dans le service de M. Périer, suppléé par M. Rochard.

Stricture néoplasique de l'œsophage, siégeant au niveau du
segment cervical de ce conduit. Dysphagie absolue, même pour
les liquides ; émaciation et abattement extrêmes ; voix éteinte,
pouls petit, mais calme et régulier. Pas de lésions pulmonaires
appréciables. Adénopathie sous-maxillaire droite. Le malade
réclame une intervention avec la plus grande insistance.

Le 31 *Mars* 1898, jour de l'opération, la faiblesse du patient est tellement grande qu'on hésite un instant à recourir à l'anesthésie générale ; néanmoins, comme le pouls est régulier, les bruits du cœur bien frappés et l'appareil respiratoire sain, au moins en apparence, M. Rochard se résigne à tenter l'administration du chloroforme en petites doses ; il charge de ce soin mon excellent collègue Ferron, et veut bien me passer le bistouri.

Incision de 8 centimètres, parallèle au rebord costal gauche intéressant la peau et les plans musculo-aponévrotique ; ponction de la séreuse avec le bistouri et agrandissement de la plaie péritonéale à l'aide de ciseaux guidés par l'index gauche. Deux doigts de la main gauche sont alors introduits dans le ventre et ramènent l'estomac, qui est fixé à la paroi (la peau non comprise) par un surjet de catgut (n°o). Établissement d'un trajet intra-pariétal musculo-muqueux et placement d'une sonde de Nélaton n° 17. A ce moment, la faiblesse du malade augmente, de sorte que je me hâte de réunir les lèvres de la plaie cutanée, sans suturer les muscles de la paroi abdominale.

Durée de l'opération : 30 minutes.

Immédiatement après l'intervention : injections de sérum artificiel, piqûre de caféine.

Le soir : alimentation par la sonde : lait, champagne T. 37°, 2.

Le 1er *Avril* 1898. — Température 37°, 5. Le pouls est meilleur, la langue humide ; le malade ne souffre pas. Injections de sérum artificiel. L'alimentation par la sonde se fait avec la plus grande facilité ; pas de réaction péritonéale.

Le 2 *Avril* 1898. — L'état général est encore meilleur ; le malade lit son journal ; il ne se sent plus tourmenté par la faim. Mais, dans la nuit, agitation, dyspnée, sensation de constriction à la gorge. Piqûre de morphine.

Le 3 *Avril* 1898. — En arrivant le matin, je trouve le malade agonisant. Mort dans la journée.

Pas d'autopsie.

OBSERVATION X

(Malade aimablement mis à ma disposition par mon cher maître et ami
MAUCLAIRE, chirurgien des Hôpitaux, professeur agrégé à la Faculté de
Médecine de Paris.)

Émile V..., 53 ans, journalier, entre le 30 Mars 1898, dans le service de M. Blum, suppléé par M. Mauclaire, à l'hôpital Saint-Antoine.

Cancer *du tiers supérieur* de l'œsophage, ayant déterminé une sténose infranchissable ; sujet arrivé au dernier degré de la cachexie et du marasme, mais réclamant une intervention.

Le 3 Avril 1898. — Gastrostomie par le procédé de Marwedel. Anesthésie chloroformique ; le patient est tellement émacié que, la peau incisée, il suffit d'un petit coup de bistouri, donné en un point de la paroi musculo-aponévrotique, soulevée par la pince à griffes, pour arriver dans la cavité péritonéale ; après avoir agrandi l'incision avec les ciseaux guidés sur le doigt, on aperçoit aussitôt l'estomac plaqué contre le rachis, il est aussitôt attiré et fixé à la plaie pariétale par un surjet au catgut. Malgré l'effroyante maigreur du sujet, les parois de l'estomac sont remarquablement charnues, ce qui facilite singulièrement la création du canal intra-pariétal. Je place à demeure une sonde molle de Nélaton n° 17 ; pour gagner du temps, vu la faiblesse croissante du malade, je m'abstiens de réunir les muscles de la paroi abdominale : réunion de la peau aux crins de Florence.

Durée de l'opération : 25 minutes exactement.

Pansement à la gaze iodoformée. Injections de sérum artificiel ; piqûres à la caféine.

Le soir, à 6 heures : injection dans l'estomac de 300 grammes de champagne. Nuit assez agitée.

Le 4 Avril. — 500 grammes de lait, 400 grammes de champagne ; lavements alimentaires.

— 93 —

Le 5 Avril. — La sonde, obstruée par un grumeau de lait, est facilement débouchée à l'aide d'une bougie très fine. Même alimentation. État local de la plaie irréprochable. Pas de température ; mais faiblesse toujours grande.

Le 6 Avril. — Même état. Pouls assez satisfaisant. Pas de fièvre ; mais faiblesse toujours grande. État de la plaie excellent ; pas trace de péritonite.

Le 7 Avril. — La plaie est en parfait état ; même alimentation. État général toujours inquiétant.

Le 8 Avril. — La sonde s'obstrue de nouveau ; on est obligé de l'enlever pour la déboucher. On continue l'alimentation à l'aide de la sonde que l'on pousse dans l'estomac au moment du repas. *La continence de l'estomac est parfaite.*

Le 9 Avril. — La faiblesse générale augmente.

Le 10 Avril. — Mort dans le collapsus.

Autopsie. — On trouve sur l'œsophage, à une hauteur correspondant au niveau de la bifurcation de la trachée, un néoplasme gros comme un petit œuf ayant amené l'oblitération à peu près complète de la lumière du canal ; il existe, en outre, un noyau secondaire immédiatement au-dessus du cardia.

La séreuse péritonéale est intacte dans toute son étendue ; l'union de la paroi stomacale avec la paroi abdominale est intime et prafaite sur tout le trajet de sutures ; pas trace d'irritation à ce niveau.

En somme, on peut dire que cet homme a succombé aux progrès de la cachexie ; l'intervention chirurgicale ne saurait être ici incriminée, attendu que l'opéré a survécu 8 jours.

OBSERVATION XI

(Malade adressé par mon cher et excellent maître M. Marcel LERMOYEZ,
médecin de l'hôpital Saint-Antoine.)

François L. B..., 58 ans, entre dans le service de M. Richelot, à l'hôpital Saint-Louis, lit n° 28, le 26 Avril 1898.

Depuis 15 mois environ, cet homme est atteint d'un cancer

du larynx, qui, depuis 2 mois, s'est étendu au pourtour de l'orifice supérieur de l'œsophage. Il y a 1 an environ, laryngotomie inter-crico thyroïdienne nécessitée par une sténose progressive de la glotte ; depuis lors, le malade est obligé de garder sa canule en permanence pour parer aux accès de suffocation.

Je vis cet homme, pour la première fois, le 25 Avril, dans le service de M. Lermoyez. Depuis 3 ou 4 jours, l'imperméabilité de l'œsophage était complète, même pour les liquides ; le malade se trouvait dans l'impossibilité absolue de déglutir une gorgée de lait sans la rejeter aussitôt au milieu de cruelles souffrances : littéralement, il était condamné à mourir de faim. Une intervention s'imposait dans le plus bref délai possible. Je fis part de mon sentiment à M. Lermoyez, qui m'approuva entièrement et s'empressa d'ordonner le transfert du malade à l'hôpital Saint-Louis.

Le 27 *Avril* 1898. — Gastrostomie par le procédé de Marwedel. — Anesthésie mixte : bromure d'éthyle et chloroforme.

Incision longue de 9 centimètres, parallèle au rebord costal gauche. Le ventre ouvert, un gros paquet épiploïque et des anses distendues se présentent aussitôt en masquant complètement l'estomac ; je glisse dans la plaie deux doigts de la main gauche, et, au bout de 5 à 6 minutes seulement, je parviens à reconnaître l'estomac à sa consistance charnue et à l'attirer au niveau de l'incision pariétale ; après avoir bien vérifié que je tenais l'estomac par le côlon, je le fixai aux lèvres de l'incision, moins la peau, suivant ma manière de faire habituelle ; la surface de la paroi gastrique ainsi isolée mesure environ 7 centimètres dè long sur 3 et demi de large. J'incisai alors la tunique séro-musculaire sur une étendue de 6 bons centimètres et je dédoublai, de chaque côté, la musculeuse de la muqueuse en donnant à chaque lambeau une largeur de 1 centimètre ; cette dissection se fit avec la plus grande facilité, mais comme la paroi gastrique de ce malade était relativement mince, je jugeai prudent de me servir d'une sonde moins grosse que d'habitude, de manière à pouvoir réunir, sur elle, sans tiraillements et avec un affrontement convenable, les deux lambeaux séro-musculaires que je venais de décoller de la muqueuse. J'employai donc une sonde molle de Nélaton n° 16, que j'introduisis dans la cavité stomacale après avoir ponctionné la muqueuse à l'angle inférieur de la gouttière muco-musculaire.

Réunion des lambeaux séro-musculaires, au-dessus de la sonde préalablement couchée dans la gouttière, par 7 points séparés au catgut n° 1.

Réunion des muscles de la paroi abdominale par un surjet de catgut n° 3.

Réunion de la peau aux crins de Florence.

Pansement à la gaze aseptique ; compression modérée.

Durée de l'opération : 40 minutes.

Le soir, pas de fièvre, 37°,2. Injection, par la sonde, de 500 grammes d'un mélange de lait et de champagne. Injections de sérum artificiel, sous la peau, 800 grammes. Piqûres de caféine, 1 gramme.

Le 28 Avril. — L'opéré ne souffre pas. Temp. 37°,3. Pouls bon, calme. Langue humide. Bouillon, lait, champagne.

Le 1ᵉʳ Mai. — L'opéré se sent beaucoup mieux ; il se déclare très satisfait du résultat de l'intervention.

Le 6 Mai. — Obstruction de la sonde. On l'enlève définitivement. Pouls excellent ; le malade se sent plus fort ; il demande à se lever, ce qui lui est accordé. On continue à l'alimenter par la fistule stomacale au moyen de la sonde molle de Nélaton, que l'on n'introduit qu'au moment des repas. Pansement avec un petit tampon d'ouate.

Le 8 Mai. — *La continence de l'estomac est absolue ;* la paroi abdominale ne présente pas la moindre trace d'irritation. Les forces reviennent sensiblement.

Exeat.

Juin. — Le malade m'envoie de ses nouvelles ; elles sont excellentes ; l'alimentation se fait très bien par la bouche gastrique ; *l'estomac est tout à fait continent.*

Fin Juillet. — Le malade continue à aller bien.

OBSERVATION XII

(Malade gracieusement mis à ma disposition par M. Troisier, médecin de
l'hôpital Beaujon.)

Edouard L..., 42 ans, entré le 1ᵉʳ Juillet 1898, à l'hôpital
Saint-Louis, dans le service de M. Richelot, lit n° 25.

Ce malade est atteint, depuis 2 mois et demi, d'une difficulté
de la déglutition qui va toujours en s'aggravant ; l'exploration de
l'œsophage, pratiqué à l'aide de la sonde à olive révèle la présence
d'un obstacle très net siégeant à un niveau de l'œsophage correspondant au cartilage cricoïde ; cet examen provoque l'écoulement
d'un peu de sang, qui s'arrête aussitôt. L'état général est bon,
mais le malade déclare que, depuis 8 jours, il maigrit et se sent
beaucoup plus faible ; il lui est impossible de s'alimenter d'une
manière régulière ; vomituritions répétées.

On lui propose une intervention, qui est acceptée.

Opération, le 4 Juillet 1898. — Gastrostomie par le procédé
de Marwedel, pratiquée par mon excellent collègue Hepp, sur mes
indications. Rien à signaler sur les différentes phases de l'intervention qui se passent le plus régulièrement du monde. Mise à
demeure d'une sonde de Nélaton n° 16. Sutures musculaires et
cutanées.

Le 5 Juillet. — État général et local parfaits.

Pas de température ; mais le malade se plaint de tousser beaucoup, ce qui lui imprime des secousses douloureuses pour sa plaie
opératoire. Ventouses. Potion émolliente.

Le 6 Juillet. — État général et local parfait ; première alimentation par la sonde.

Le 8 Juillet. — Le malade se lève.

Le 9 Juillet. — Excellent état.

OBSERVATIONS

(Résumées)

Tirées du mémoire de Marwedel.

(*Beiträge zur kl. Chirurgie*, 1896, T. XVII, p. 56.)

OBSERVATION I

H. Schm., 39 ans. Sténose cancéreuse du tiers inférieur de
-'œsophage ; cachexie extrême. Depuis huit semaines, le malade
n'absorbe que des liquides ; depuis quatre jours, les liquides eux-
mêmes ne passent plus.

Le 18 Avril 1895. — *Gastrostomie* par le procédé de Marwedel.
Immédiatement après l'intervention, on injecte dans l'estomac du
lait avec des œufs battus et du vin.

Mort, le lendemain au matin.

Autopsie. — Pas de péritonite ; plaie opératoire en parfait
état. La ponction pratiquée à la face antérieure de l'estomac se
trouve à peu près à égale distance du cardia et du pylore, près
de la grande courbure. Le diagnostic de cancer de l'œsophage est
confirmé.

OBSERVATION II

Femme L. St..., 47 ans. Début des accidents en Décembre
1894. Entrée dans la clinique, en Mars 1896.

Sténose cancéreuse de l'œsophage siégeant à 38 ou 39 centimètres de l'arcade dentaire. Dysphagie pour les solides seuls.
Amaigrissement considérable.

Le 17 Mars 1895. — *Gastrostomie* par le procédé de Marwedel (en deux temps) ponction de l'estomac le deuxième jour ; cinq jours après la ponction, on enlève le drain ; on injecte les aliments avec une sonde de femme, métallique, n° 11.

Résultat fonctionnel excellent.

Exeat le 17 Avril 1896.

La malade donne encore de ses nouvelles, qui sont bonnes, en Juillet 1896.

Oservation III

P. B..., 66 ans. Dysphagie à partir de Novembre 1894.

On trouve une sténose cancéreuse siégeant à 36 centimètres de l'arcade dentaire ; elle est diagnostiquée le 22 Avril 1895. Depuis le mois de Mars 1896, les liquides passent avec peine. Cachexie.

Le 31 Mars 1896. — Gastrostomie par le procédé de Marwedel (en deux temps) anesthésie locale à la cocaïne ; la ponction de l'estomac est pratiquée le cinquième jour.

Suites simples ; on enlève la sonde le huitième jour.

Résultat fonctionnel excellent..

La malade donne de ses nouvelles en Juillet 1896 ; état général et état local satisfaisants.

Observation IV

Le nommé K. H..., 53 ans. Sténose cancéreuse de l'œsophage siégeant à 36 centimètres de l'arcade dentaire. Les liquides passent mal. Amaigrissement considérable. Début des accidents, il y a un an et demi.

Le 9 Juillet 1896. — Gastrostomie par le procédé de Marwedel. Suites simples ; le malade est alimenté dès le premier jour.

Le 17 Juillet. — On enlève le drain.

Exeat le 22 Juillet 1896.

Résultat fonctionnel parfait.

Observation V

F. R..., 62 ans. Premiers signes de dysphagie en Décembre 1895. Depuis Janvier 1896, les liquides passent d'une manière intermittente. Amaigrissement progressif. Entré dans le service le 6 Juin 1896.

On trouve une sténose cancéreuse siégeant à 24 centimètres de l'arcade alvéolaire; pas de cachexie proprement dite.

Le 13 Juillet 1896. — *Gastrostomie* par le procédé de Marwedel.

Suites simples. Le 19 Juillet, on enlève la sonde. *La continence de l'estomac est parfaite.*

OBSERVATIONS

(Résumées)

Communiquées par Czerny au Congrès de Moscou de 1897

(*Berlin. kl. Wochenschrift*, 1897, n° 34.)

Observation I

H. Sch., 39 ans. Sténose cancéreuse de l'œsophage siégeant à 36 centimètres de l'arcade dentaire; dysphagie absolue même pour les liquides; émaciation et cachexie extrêmes.

Gastrostomie par le procédé de Marwedel, le 18 Avril 1895.

Mort le 19 Avril 1895, par inanition.

Observation II

Mme S., 47 ans.

Sténose cancéreuse de l'œsophage, siégeant à 38 ou 39 centimètres de l'arcade alvéolaire; seuls les liquides peuvent passer.

Douleurs très intenses.

Gastrostomie par le procédé de Marvedel (en 2 temps), le 17 Mars 1896.

Suites favorables; *la continence de l'estomac est absolue.*

En Juillet 1896, le malade est encore en vie; sa bouche stomacale continue à bien fonctionner; mais le rétrécissement refuse passage aux liquides.

Observation III

Pierre B..., 66 ans; cachexie énorme.

Sténose cancéreuse existe à 36 centimètres de l'arcade dentaire; les liquides et les aliments finement pulvérisés peuvent passer, d'une manière intermittente; la sonde peut franchir l'obstacle, mais en causant de la douleur.

Gastrostomie par le procédé de Marwedel (en 2 temps), le 31 Mars 1896; anesthésie cocaïnique; suites bonnes; *la bouche stomacale reste continente* jusqu'à la mort du patient qui survient en Octobre 1896.

Observation IV

Charles H..., 53 ans; rétrécissement infranchissable à 36 à 38 centimètres du rebord alvéolaire; cachexie extrême.

Gastrostomie par le procédé de Marwedel, le 9 Juillet 1896.

Résultat fonctionnel excellent; le malade s'alimente lui-même; son poids a augmenté de 11 livres depuis l'opération. En Octobre 1896, les nouvelles reçues sont bonnes; *la fistule est toujours continente.*

Observation V

F. R., 62 ans. Sténose cancéreuse infranchissable, siégeant à 24 centimètres de la rangée des incisives; parfois obstacle absolu à l'alimentation; quelquefois les liquides peuvent passer mais en déterminant de la douleur.

Gastrostomie par le procédé de Marwedel, le 6 Juillet 1896.

Suites simples; *la bouche stomacale est continente.*

Le malade est revu le 26 Juillet 1897; état général très satisfaisant; le poids du malade a augmenté de 12 livres depuis l'opération ; le rétrécissement est tout à fait infranchissable, même pour les liquides.

La continence de l'estomac est absolue ; le malade absorbe, par jour, près de 3 kilogrammes de liquides alimentaires: viande, pommes de terre, légumes, chocolat, très finement pulvérisés.

OBSERVATION VI

Georges C..., 56 ans ; sténose cancéreuse du cardia ; hématémèses ; le malade crache aussi du pus et des particules néoplasiques infectes ; les liquides passent à peu près facilement.

Gastrostomie par le procédé de Marwedel, le 21 Août 1896. Anesthésie cocaïnique ; 3 jours après, pneumonie droite.

Le 9ᵉ jour, l'estomac se détache et tombe dans le péritoine ; on est obligé de le fixer de nouveau à la paroi, pas d'accident. *La fistule fonctionne bien.*

Mort, le 5 Septembre 1896.

A l'autopsie : tuberculose pulmonaire avec cavernes ; pleurésie et broncho-pneumonie gauches.

OBSERVATION VII

Basile B..., 68 ans.

Cancer de l'œsophage siégeant à 27 centimètres des incisives.

Amaigrissement extrême ; les liquides peuvent passer en causant de la douleur ; l'exploration avec les bougies est douloureuse et fait saigner.

Gastrostomie par le procédé de Marwedel, le 27 Août 1896. Anesthésie cocaïnique.

Résultat fonctionnel excellent jusqu'à la mort du malade, qui survient le 22 Avril 1897 (survie de 8 mois).

OBSERVATION VIII

Michel S., 58 ans ; cancer de l'œsophage, siégeant à 27 centimètres de l'arcade dentaire.

— 103 —

L'exploration à la sonde est très douloureuse; les liquides
peuvent passer, mais leur déglutition est très douloureuse.

Gastrostomie par le procédé Marwedel, le 27 Août 1896.

Anesthésie à la cocaïne.

Il se déclare une pneumonie qui fatigue beaucoup le malade ;
pendant les premiers jours qui suivent l'ablation du drain, l'estomac est incontinent, mais bientôt cet inconvénient cesse et *la
bouche stomacale finit par fonctionner tout à fait bien.*

Czerny ne sait rien sur le sort ultérieur de cet opéré.

Observation IX

Charles L..., 53 ans; cancer de l'œsophage situé à environ
35 centimètres de l'arcade dentaire; dysphagie, sauf pour les
liquides. Amaigrissement et faiblesse considérables.

Gastrostomie par le procédé de Marwedel, le 14 Décembre 1896.

Suites bonnes ; *l'estomac est parfaitement continent.* Exeat
le 10 Janvier 1897. Mort au milieu de Février 1897.

Observation X

H. S..., 54 ans. Cancer de l'œsophage siégeant à 38 centimètres des incisives; dysphagie absolue.

Gastrostomie par le procédé de Marwedel, le 26 Janvier 1897.

Suites bonnes: *estomac tout à fait continent.* Cet opéré vit
encore (Août 1897).

Observation XI

Adolphe Sp..., 58 ans. Sténose cancéreuse de l'œsophage siégeant à 36 centimètres de l'arcade dentaire.

Emaciation notable. Dysphagie progressivement croissante.

Gastrostomie par le procédé de Marwedel, le 8 Février 1897.

Au début, l'estomac n'est pas absolument continent ; mais, au
bout de quelque temps, ce petit ennui disparaît, *et la fistule
fonctionne bien.* Vit encore.

Observation XII

Mich. H..., 56 ans ; sténose cancéreuse de l'œsophage, situé à environ 18 centimètres de l'arcade dentaire. Seuls les liquides peuvent passer ; l'exploration à la sonde est impossible.

Le 1er Mars 1897, on essaye de pratiquer la résection du rétrécissement, mais sans succès, à cause d'une syncope survenue au début de l'intervention. On se décide alors à pratiquer la *gastrostomie* par le procédé de Marwedel, en ayant recours à l'anesthésie cocaïnique. Suites simples ; *l'estomac est continent;* mais le malade est emporté, le 18e jour, par une pneumonie infectieuse consécutive à la propagation du cancer à la trachée et à la perforation de celle-ci.

Observation XIII

J. I..., 72 ans. Sténose cancéreuse de l'œsophage située immédiatement au-dessus du cardia ; les bougies très fines peuvent franchir l'obstacle.

Depuis 4 mois, le malade s'alimente à l'aide de la sonde et ne peut prendre que des aliments liquides. Émaciation excessive.

Opération, le 13 Avril 1897. *Gastrostomie* par le procédé de Marwedel.

Anesthésie à la cocaïne.

A la suite de l'opération, il se déclara une bronchite qui fatigua beaucoup le malade, mais sans avoir aucune influence fâcheuse sur la réunion de la plaie ni sur *la continence de l'estomac, qui était parfaite.* Pendant quelques semaines, amélioration de l'état général, augmentation du poids du corps.

Mort, le 18 Juin 1897, de tuberculose pulmonaire.

Observation XIV

Il s'agit d'un malade opéré depuis 4 semaines et dont la bouche stomacale se comporte bien (pas d'autres détails dans le mémoire de Czerny).

OBSERVATIONS DE CZERNY

(Résumées)

(Inédites, communiquées par M. Marwedel.)

Observation XV

Le nommé M..., âgé de 59 ans. Sténose cancéreuse de l'œsophage, siégeant à environ 36 centimètres de l'arcade dentaire ; dysphagie à peu près complète.

Opération, le 24 Septembre 1897. *Gastrostomie* par le procédé de Marwedel.

Suites opératoires bonnes jusqu'au 5ᵉ jour, où l'on découvre un point fistuleux au niveau de la ligne des sutures médianes, ce qui nécessite l'application de deux nouveaux points au catgut ; à la suite de cette petite intervention, tout rentre dans l'ordre. *La continence de l'estomac est parfaite.*

Observation XVI

Le nommé E..., âgé de 59 ans. Sténose cancéreuse du cardia, absolument infranchissable.

Opération, le 12 Novembre 1897. *Gastrostomie* par le procédé de Marwedel.

Suites opératoires excellentes ; *la bouche stomacale fonctionne narfaitement bien* jusqu'au 16ᵉ jour de l'intervention ; à ce moment, il se produit une perforation du cardia suivie d'une péritonite purulente mortelle.

Observation XVII

Le nommé K..., âgé de 45 ans. Carcinome du cardia; le malade a des vomituritions d'une fétidité horrible.

Opération, le 12 Novembre 1897. *Gastrostomie* par le procédé de Marwedel.

Suites opératoires excellentes; la continence de l'estomac est parfaite; cependant, il s'écoule, de temps à autre, par la sonde à demeure, du pus horriblement fétide, provenant, vraisemblement, du néoplasme; pendant quelques jours, on profite du séjour du tube pour laver l'estomac; puis tout rentre dans l'ordre. L'opéré est encore en vie; il continue à s'alimenter par la bouche stomacale, *qui fonctionne d'une manière irréprochable* (Mai 1898.)

Observation XVIII

Le nommé A..., 60 ans. Sténose cancéreuse de l'œsophage siégeant à 32 centimètres de l'arcade dentaire.

Opération, le 14 Février 1898. *Gastrostomie* par le procédé de Marwedel.

Suites opératoires excellentes. *La continence de l'estomac est absolue.*

Il est bien entendu que je ne veux parler ici que des accidents imputables au procédé seul, et nullement de ceux qui relèvent de la gastrostomie en général ; je m'empresse d'ajouter qu'ils ont toujours été à peu à près insignifiants, du moins en ce qui concerne les opérés de la clinique de Heidelberg et les miens.

Chez l'un des malades de CZERNY (Obs. VI), une pneumonie, survenue le 3° jour de l'opération, avait donné lieu à des accès de toux tellement répétés, le 9° jour de l'intervention, que l'estomac, probablement mal assujetti à la paroi, fut, pour ainsi dire, arraché des attaches pariétales et violemment attiré sous le diaphragme. Fort heureusement l'occlusion de la fistule était si parfaite, qu'il ne s'écoula pas une goutte du contenu stomacal dans la cavité péritonéale ; le chirurgien en fut quitte pour aller à sa recherche et pour le fixer de nouveau aux lèvres de la plaie abdominale. Cet accident n'eut, d'ailleurs, aucune conséquence fâcheuse pour le malade et ne compromit en rien le bon fonctionnement ultérieur du canal intra-pariétal.

Dans un autre cas, également opéré par CZERNY (Ob. XV), ce furent deux points qui lâchèrent au niveau de la ligne des sutures séro-musculaires. Cette désunion partielle était vraisemblablement due à une petite suppuration locale; mais il suffit d'appliquer deux nouveaux points pour réparer ce léger contre-temps : la continence de l'estomac n'en demeura pas moins complète et le résultat fonctionnel irréprochable.

Pour ma part, je n'ai eu à noter que deux incidents au cours de mes douze interventions. Le premier concerne le malade de l'observation VIII. Le 4e jour, frappé par le bon aspect de la plaie opératoire, j'eus l'imprudence d'enlever tous les crins, superficiels et profonds : il est vrai que la réunion semblait parfaite et les lèvres de la plaie solidement soudées. Malheureusement, le surlendemain, en renouvelant le pansement, je ne fus pas médiocrement contrarié de trouver la plaie complètement désunie : la paroi stomacale était à découvert et tapissée de petits bourgeons charnus de bonne nature, la sonde avait été expulsée, l'orifice du canal intra-pariétal était invisible ; il semblait, au premier abord, que la fistule se fût oblitérée. J'allai aussitôt à la recherche de l'orifice stomacal en m'aidant d'un gros stylet ; celui-ci ne tarda pas à démasquer un orifice en forme de fente, puis à s'engager dans un canal qui n'était autre que le trajet de la fistule muco-musculaire. Je constatai alors, non sans satisfaction, que la paroi antérieure de mon canal intra-pariétal remplissait l'office d'une véritable soupape, douée d'une élasticité et d'une souplesse remarquables ; je substituai alors au stylet une sonde de Nélaton n° 17, qui pénétra sans effort ; après que je l'eus retirée, la soupape se ferma et l'orifice du canal disparut de nouveau ; je commandai alors au malade de tousser, mais les deux lèvres de la fente restèrent adossées l'une contre l'autre sans permettre

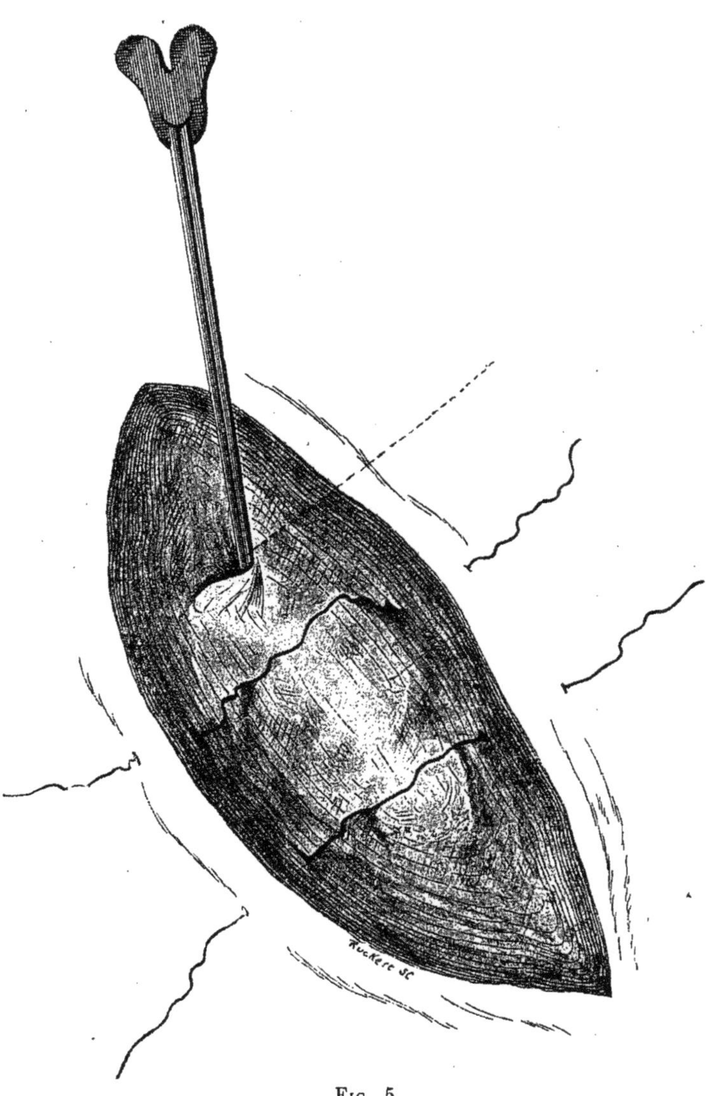

Fɪɢ. 5

L'extrémité de la sonde cannelée soulève l'orifice superficiel du canal intra-
pariétal, qui, sans cette manœuvre, resterait invisible et hermétiquement clos.

l'issue du contenu stomacal ; j'enfilai de nouveau la sonde et j'injectai dans l'estomac environ 3oo grammes de lait, après quoi, ayant retiré la sonde, je fis mettre le malade sur son séant et le priai de tousser avec force ; pas plus que la première fois je ne vis une goutte du liquide injecté s'échapper de la cavité stomacale. L'expérience était donc concluante quant à la permanence de cette occlusion et à la continence absolue de l'estomac (fig. 5).

Le second incident auquel j'ai fait allusion est relatif à l'observation X. Il s'agit de l'obstruction possible de la sonde placée à demeure pendant les huit premiers jours qui suivent l'opération. Le seul parti à prendre, en pareil cas, consistera à retirer la sonde pour la déboucher ; c'est ce que s'est empressé de faire mon collègue CLERMONT, qui avait bien voulu se charger de surveiller mon opéré et de l'alimenter ; en tirant légèrement sur cette sonde, après avoir fait sauter le point de suture qui le fixait à la peau, il n'eut pas grand'peine à l'enlever ; mais il peut n'en être pas toujours ainsi ; en effet, chez le malade dont il s'agit, l'obstruction de la sonde s'était produite le cinquième jour, alors que le point de catgut qui la maintenait fixée à la muqueuse (voy. Manuel opératoire) était déjà à peu près résorbé, d'où la facilité relative avec laquelle CLERMONT a pu la retirer : mais que faudrait-il faire si cette obstruction venait à s'établir le premier ou le second jour de l'opération ? A ce moment, le catgut n'est pas encore résorbé et il y a des chances pour qu'il résiste au point d'emporter avec lui un lambeau de muqueuse si l'on avait la fâcheuse idée de tirer trop fort ou trop brusquement. Quelle conduite devra-t-on tenir en pareille occurrence ? J'avoue ne

posséder aucune expérience sur ce point, le fait ne s'étant
encore produit chez aucun de mes opérés ; je pense néanmoins que si la sonde résistait à des tractions prolongées,
mais prudentes, et que si les tentatives de désobstruction
au moyen de la seringue venaient à échouer, il faudrait se
résoudre à introduire dans la sonde une bougie en gomme
ou même un mandrin métallique, en ayant bien soin d'enfoncer l'instrument avec beaucoup de douceur et de cir-
conspection ; enfin, si cette manœuvre demeurait inefficace
et qu'il y eût urgence à alimenter le malade, il ne resterait
plus au chirurgien d'autre ressource que de désunir la
plaie et d'aller directement à la recherche de l'obstacle.

Pour ce qui est des accidents non imputables au procédé opératoire, je n'ai à signaler qu'une hémiplégie droite
survenue, le 3ᵉ jour de l'opération, chez le malade de l'observation VIII. Pareil fait a déjà été signalé par Terrillon (1)
à la suite d'une gastrostomie pratiquée sur un vieillard de
61 ans atteint de cancer œsophagien, et qui succomba
au bout de 52 heures. A l'autopsie de cet opéré, on trouva
des lésions de néphrite chronique, mais pas trace de péritonite. N'ayant pu pratiquer la nécropsie de mon malade,
il m'est impossible d'attribuer ce terrible accident à une
autre cause qu'à une simple coïncidence ; il ne saurait être
ici question d'un ébranlement opératoire puisque l'hémiplégie ne s'était déclarée que le 3ᵉ jour.

Tout ce que je puis affirmer, c'est que cet homme
n'était ni un albuminurique, ni un cardiaque.

---

(1) Terrillon. *Société de Chir.*, 1884, 26 Mars.

Il résulte de l'étude des observations précédentes qu'il n'est pas possible de mettre en doute l'efficacité de l'opération proposée par Marwedel pour assurer la continence de l'estomac des gastrostomisés.

On conçoit, à la vérité, que le bon fonctionnement de la fistule gastrique ne pourra être apprécié que chez les sujets ayant bénéficié d'une assez longue survie ; en effet, comme la sonde placée à demeure ne peut être enlevée, au plus tôt, que le 6ᵉ ou le 7° jour après l'intervention, une survie d'au moins deux semaines est nécessaire pour qu'il soit possible d'affirmer, dans un cas donné, que l'estomac est continent ou qu'il ne l'est pas.

Chez tous ceux des opérés de Czerny qui n'ont pas succombé trop tôt et chez ceux qui vivent encore (voyez les observations), le résultat fonctionnel de l'intervention a été irréprochable : aucun de ces malades n'a perdu de suc gastrique, ni les aliments qu'on injectait dans l'estomac ; tous ont conservé une paroi abdominale intacte. L'auteur signale cependant, chez deux opérés (observations VIII et XI), une légère tendance à l'incontinence survenue après la suppression de la sonde, et qui n'a persisté que pendant quelques jours. Il s'est agi là d'un simple incident qu'il serait injuste d'interpréter comme un échec, puisque tout à fini par rentrer dans l'ordre et que les malades sont restés pourvus d'une boucle parfaitement capable de s'opposer au reflux des liquides de l'estomac.

Les résultats obtenus par MARWEDEL lui-même ne sont pas moins concluants : il suffit de consulter les observations qu'il a publiées pour ne conserver aucun doute à cet égard.

A mon tour, je m'empresse de déclarer que l'application de ce procédé de gastrostomie ne m'a donné, au point de vue fonctionnel, que des succès. Chez 6 de mes opérés, qui ont survécu au-delà de 2 semaines, la continence de l'estomac s'est montrée absolue, et, chez aucun d'eux je n'ai observé, pas plus au pourtour de l'orifice que sur le reste de l'épigastre, de lésions irritatives ou ulcéreuses imputables à l'action corrosive du suc gastrique.(1)

Trois de ces opérés sont encore en vie depuis 3 et 4 mois ; bien que porteurs de sténoses cancéreuses, il est probable qu'ils ne succomberont pas de sitôt ; leurs bouches gastriques fonctionnent à merveille, circonstance qui leur permet de s'alimenter régulièrement et d'en tirer profit : tous les trois ont augmenté de poids et gagné des forces. L'un d'entre eux, dénué de ressources, se trouve encore en traitement à l'hôpital ; sa santé générale est tout à fait satisfaisante ; cet homme ingère près de 4 litres d'aliments par jour sans en perdre une goutte par sa fistule ; de plus, phénomène assez singulier et dont j'ai déjà parlé (p. 19), la gastrotomie a encore eu pour effet de diminuer le

---

(1) Le malade de l'obs. XII ne saurait entrer ici en ligne de compte, l'opération étant encore trop récente.

spasme œsophagien dans des proportions telles, que la déglutition de certains solides (pommes de terre en purée, ha-
chis, œufs crus) est parfois possible ; elle s'effectue alors en
ne provoquant qu'une simple gêne que le malade localise
au niveau du sternum ; et cependant, la veille de l'opération, cet homme souffrait d'une dysphagie tellement
accentuée que les liquides eux-mêmes ne pouvaient passer
sans donner lieu à des douleurs intolérables.

Quant aux deux autres survivants, ils sont depuis
longtemps retournés dans leurs familles ; chez eux l'alimentation s'opère par la bouche stomacale avec la plus
grande facilité ; la continence de leur estomac est parfaite :
ils ne perdent pas une goutte de suc gastrique ; l'état général reste tout à fait satisfaisant ; ils viennent me voir tous
les 8 ou 10 jours, ce qui me procure l'occasion de les
surveiller et de m'affermir dans la conviction que je leur
ai rendu service en les opérant sans avoir attendu l'obstruction complète de leur sténose œsophagienne.

Je crois devoir insister sur le malade de l'observation ;
j'ai déjà dit qu'il a succombé à une pneumonie du sommet
7 semaines après avoir été gastrostomisé. Je soutiens que
cette mort ne doit pas être mise à l'actif de l'acte opératoire, puisqu'elle est survenue à la suite d'une affection pulmonaire dûment constatée à l'autopsie, chez un individu
radicalement guéri de son opération. C'était un vieillard
de 70 ans, qui, au moment de son entrée à Saint-Louis,
était dans l'impossibilité absolue d'avaler des aliments
solides : cette dysphagie ne datait que de 2 ou 3 mois.
Les suites de l'intervention furent des plus simples. Dès le
3ᵉ jour, cet homme avait pu quitter son lit ; il passait ses

journées assis dans un fauteuil, en train de lire ou de causer. Chez lui aussi, la bouche gastrique fonctionnait dans la perfection : la continence de l'estomac était absolue. Il était à la veille de son départ pour rentrer dans sa famille, lorsqu'il contracta, en se promenant dans les cor-

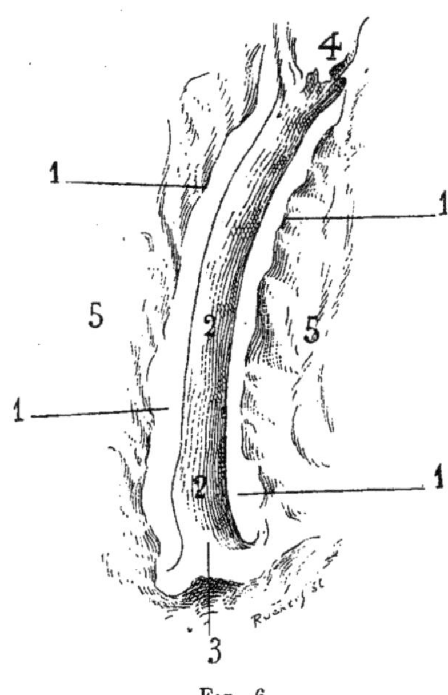

Fig. 6

Autopsie. — Cette figure représente le canal intra-pariétal incisé sur toute sa longueur et vu du côté de la cavité de l'estomac.

1. Coupe de la paroi postérieure du canal intra-pariétal ; 2. Cavité du canal ; 3. Orifice profond du canal ; 4. Orifice cutané du canal ; 5. Saillies et dépressions de la surface libre de la muqueuse gastrique.

ridors du service, la pneumonie à laquelle il succomba en l'espace de 3 jours.

A l'autopsie, je trouvai l'estomac solidement fixé à la paroi abdominale sur une étendue de 7 à 8 centimètres ; en incisant, du côté de la muqueuse gastrique, le canal intra-pariétale sur une sonde rigide introduite dans son trajet, je constatai l'existence manifeste d'un conduit long de 6 centimètres, paraissant creusé dans l'épaisseur de la paroi du viscère ; la lumière de ce conduit était suffisante pour admettre une sonde de Nélaton portant le n° 17. La figure ci-jointe permet de se rendre un compte très exact de la disposition que je décris ; on voit que ce canal possède une paroi postérieure — représentant la muqueuse dédoublée de la musculeuse — tout à fait réelle, longue de 6 centimètres et épaisse de 2 à 3 millimètres. Cette pièce constitue un document qui anéantit les assertions de quelques chirurgiens suivant lesquelles le canal disparaîtrait à la longue pour faire place à un simple orifice : il est facile de voir que le trajet intra-pariétale musculo-muqueux existe réellement et qu'il possède des parois suffisamment épaisses pour pouvoir jouer un rôle dans le mécanisme de l'occlusion automatique de la fistule gastrique (fig. 6). Je ne suis même pas éloigné de croire qu'il y aurait un avantage réel à donner à ce trajet une longueur plus considérable, 8 à 10 centimètres, si c'était possible, de manière à favoriser l'adossement de ses parois sur une étendue plus considérable. C'est la conduite que je me propose de suivre dans les prochaines gastrostomies que j'aurai l'occasion de pratiquer.

En ce qui concerne le pronostic de cette opération, je ne ferai que répéter ici ce que j'ai déjà dit au chapitre des indications générales : il dépend avant tout de la date à laquelle on fait l'opération ; les observations que je viens de rapporter ne font que donner la preuve de ce que j'ai déjà soutenu : 7 fois sur 11, j'ai dû intervenir dans des conditions déplorables, chez des malheureux parvenus au dernier degré du marasme : je suis encore surpris qu'au moins 5 d'entre eux ne soient pas restés sur la table d'opération, et je considère presque comme un succès d'avoir pu prolonger la vie des deux autres de 40 (Obs. II) et 20 (Obs. VIII) jours : cette survie m'a, du moins, fourni l'occasion de contrôler l'efficacité du procédé opératoire, et d'observer chez l'un d'eux, en quelque sorte sur le vif, le mécanisme de l'adossement des parois du canal intra-pariétal (voy. Obs. VIII et fig. 5).

CONCLUSIONS

I

1° La gastrostomie est une intervention rationnelle, formellement indiquée toutes les fois que l'alimentation par la voie œsophagienne est devenue, ou, mieux, menace de devenir irrémédiablement impossible ;

2° Il est indiscutable que cette opération doit être pratiqué *dans le plus bref délai possible* après que le diagnostic de lésion permanente et définitive a été nettement posé ; c'est à ce prix seulement qu'elle est capable de rendre des services, qu'elle mérite le titre d'acte chirurgical ;

3° La création d'une bouche stomacale *précoce* constitue une intervention *bénigne,* à la condition d'observer les règles de l'asepsie la plus rigoureuse ; pratiquée de bonne heure, alors que le patient conserve encore des forces, elle peut donner lieu à une survie relativement longue, même dans les *sténoses cancéreuses ;*

4° Exécutée à une période avancée de la maladie, chez des sujets arrivés à la dernière phase de la cachexie, la gastrostomie devient une opération extrêmement grave, presque toujours mortelle à très brève échéance, et, en définitive complètement inutile ;

5° Les deux seules contre-indications de la gastrostomie sont les suivantes :

a) L'incertitude du diagnostic de la lésion causale ;

b) La cachexie trop avancée ;

Par conséquent, le chirurgien ne devra tenir aucun compte *du degré* de la dysphagie, du moment que le diagnostic de cancer, de lésion irrémédiable, est confirmé.

II.

1° Il est amplement démontré, aujourd'hui, que la gastrostomie vulgaire, celle qui consiste dans la création d'un simple orifice, après fixation de l'estomac à la paroi, est une opération défectueuse, insuffisante, que tout le monde tend à abandonner ;

2° Les seuls procédés recommandables sont ceux qui ont pour but d'assurer, par l'*occlusion automatique de la fistule*, la continence absolue de l'estomac, et de prévenir, entre autres complications, la digestion de la paroi épigastrique ;

3° L'expérience a montré que le choix de la région (grande courbure, région pylorique) où il convient d'ouvrir l'estomac n'offre qu'une importance tout à fait secondaire ; il en est de même des considérations tirées de la tolérance ou de l'intolérance gastriques : ce qui est essentiel, c'est de créer, entre la cavité de l'estomac et la surface des téguments, une disposition capable d'assurer l'occlusion spontanée du trajet, dans l'intervalle du repas ; cette condition se trouvera réalisée toutes les fois qu'on a eu recours à l'un des nombreux *procédés modernes* dont il a déjà été question (procédés de SSEBANEJEW, WITZEL, KADER, MARWEDEL, etc.).

III.

1° Le PROCÉDÉ DE MARWEDEL constitue une intervention bénigne et d'une exécution relativement facile ;

2° Il a pour but d'assurer la continence de l'estomac par la création d'un canal intra-pariétal, musculo-muqueux, dont les deux parois restent adossées, appliquées l'une contre l'autre, ce qui oppose un obstacle permanent au reflux des liquides gastriques ;

3° En tenant compte de résultats publiés par CZERNY et par MARWEDEL, et en me basant aussi sur les faits que j'ai observés chez douze malades opérés suivant ce procédé, je crois pouvoir affirmer que cette méthode de gastrostomie n'a donné, jusqu'ici, que des succès, du moins au point de vue du fonctionnement de la bouche et de la continence de l'estomac ;

4° Sans prétendre assigner à l'opération de MARWEDEL le premier rang parmi les nombreux procédés analogues, je suis fermement convaincu qu'elle est infiniment supérieure à la gastrostomie vulgaire, et capable de rendre au moins autant de services que les méthodes préconisées par FRANK, WITZEL, SENN, etc.

INDEX BIBLIOGRAPHIQUE

(Indiquant les travaux non cités au cours de cette thèse.)

Cohen. — *Thèse*, Paris, 1885.

Bousquet. — *Thèse*, Paris, 1890.

Penières. — *Arch. prov. de Chirurgie*, 1893, p. 284.

Herff. — *St-Louis, Courrier of med.*, 1879.

Albert. — *Wien. med. Blätter*, 1882.

De Cerenville. — *Revue méd. de la Suisse romande*, 1884.

Schattauer. — *Centrbl. f. Chir.*, 1884, n° 6.

V. Bergmann. — *Berlin. klin. Woch.*, 1883, 44.

Hjort. — *Centr. f. Chir.*, 1884, n° 46.

Hagenbach. — *Corresp. Bl. f. Sch. Aerzte*, 1889, Mars.

Cripps. — *Brit. med. Journ.*, 1895.

Bert. — *Thèse*, Bordeaux, 1896.

Hupp. — *New-York med. Journ.*, 1896, 20 Mars.

Morton. — *Med. News*, 1896, 25 Janvier.

Keen. — *The med. and surg. Reports*, 1895.

Allingham. — *Soc. méd. de Londres*, 1895, 13 Mai.

Vinant. — *Thèse*, Paris, 1889.

Mundler. — *Beiträge zur kl. Chir.* Vol. XIV, n° 2.

Mintz. — *Wien. kl. Woch.*, 1895.

Chavasse. — *The Lancet*, 1895.

TABLE DES MATIÈRES

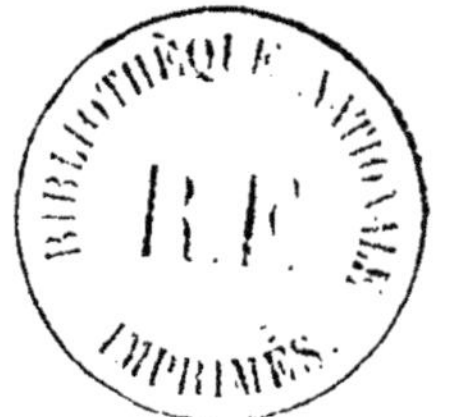

CHARTRES. — IMPRIMERIE DURAND RUE FULBERT